Das Trierer Integrierte Persönlichkeitsinventar (TIPI): Ein diagnostisches Instrument bei persönlichkeitsgestörten Patienten in der klinischen und forensischen Psychiatrie?

Von der Medizinischen Fakultät
der Rheinisch-Westfälischen Technischen Hochschule Aachen
zur Erlangung des akademischen Grades einer Doktorin der Medizin
genehmigte Dissertation

vorgelegt von

Eva Leygraf

aus

Münster (Westfalen)

Berichter: Herr Universitätsprofessor
Dr.med. Henning Saß

Herr Professor
Dr.phil. Dipl.-Psych. Dieter Wälte

Tag der mündlichen Prüfung 21. Juli 2009

Diese Dissertation ist auf den Internetseiten der Hochschulbibliothek online verfügbar.

Bibliografische Information der Deutschen Nationalbibliothek
Die Deutsche Nationalbibliothek verzeichnet diese Publikation in der Deutschen Nationalbibliografie; detaillierte bibliografische Daten sind im Internet über http://dnb.ddb.de abrufbar.

Eva Leygraf:
Das Trierer Integrierte Persönlichkeitsinventar (TIPI): Ein diagnostisches Instrument bei persönlichkeitsgestörten Patienten in der klinischen und forensischen Psychiatrie?

1. Auflage, 2009

Gedruckt auf holz- und säurefreiem Papier, 100% chlorfrei gebleicht.

Wissenschaftsverlag des Instituts für Industriekommunikation und Fachmedien an der RWTH Aachen
Steinbachstr. 25, 52074 Aachen
Internet: www.apprimus-verlag.de, E-Mail: info@apprimus-verlag.de

Printed in Germany

ISBN 978-3-940565-33-4

D 82 (Diss. RWTH Aachen, 2009)

Für
Ralf

Inhaltsverzeichnis

1 Einleitung

Persönlichkeitsstörungen sind mit einer Prävalenz von 3-10 % in der Allgemeinbevölkerung (Reich et al. 1989; Zimmermann et al. 1990; Maier et al. 1992) sowie von 40-60% in psychiatrischen Populationen ein häufiges Störungsbild. Trotz der starken Präsenz dieser Störungen mangelt es jedoch an geeigneten Untersuchungsinstrumenten zur differenzierten und dimensionalen Darstellung der gestörten Persönlichkeit.

Im klinischen Alltag angewandte Untersuchungsinstrumente orientieren sich an kategorialen Klassifikationssystemen (ICD-10 bzw. DSM-IV). Im Hinblick auf Persönlichkeitsstörungen gehen bei der Diagnostik mittels kategorialer Diagnosesysteme jedoch vor allem bei kategorialen Grenzfällen wichtige klinische Informationen verloren. Ausgehend von der Annahme eines kontinuierlichen Übergangs von der normalen zur klinisch auffälligen Persönlichkeit könnte ein dimensionales Beschreibungsmodell, mit welchem sich sowohl klinisch auffällige als auch unauffällige Personen beschreiben lassen, diesen Verlust wichtiger Informationen vermeiden (Steinmeyer 2003). Darüber hinaus könnten dimensionale Modelle sogar die Möglichkeit eröffnen, den Schweregrad einer Persönlichkeitspathologie zu bestimmen. Dies ist in kategorialen Diagnosesystemen allenfalls anhand der Anzahl der bei einem Patienten auftretenden Persönlichkeitsstörungen möglich. Auch das Risiko einer Stigmatisierung von persönlichkeitsgestörten Menschen ließe sich durch dimensionale Beschreibungsmodelle, sofern sie sowohl für gesunde als auch für klinisch auffällige Personen geeignet sind, verringern. Eine differenzierte Darstellung von Persönlichkeitsmerkmalen könnte ferner Möglichkeiten der Therapieoptimierung eröffnen.

Die Auswahl eines geeigneten dimensionalen Modells zur differenzierten Beschreibung der gestörten Persönlichkeit scheiterte in der Vergangenheit häufig bereits daran, dass kein allgemein anerkanntes Modell zur Beschreibung der gesunden Persönlichkeit existierte. Mit der Entwicklung des Trierer Integrierten Persönlichkeitsinventars (TIPI) bestand die Hoffnung, ein solches Modell für klinisch gesunde Personen gefunden zu haben. Eine Untersuchung an psychiatrischen Patienten mit Depressiven Störungen (Boppert 2005) sowie eine an alkoholkranken Patienten durchgeführte Untersuchung (Becker & Quinten 2003) zeigten viel versprechende Ergebnisse für den Einsatz des TIPI im klinischen Bereich. Zum Einsatz im forensischen Bereich wurde ebenfalls bereits eine Untersuchung an Strafgefangenen durchgeführt (Becker 2002 b). Eine entsprechende Untersuchung an persönlichkeitsgestörten Patienten ist bislang nicht veröffentlicht.

Im Rahmen der vorliegenden Studie sollte anhand zweier Stichproben persönlichkeitsgestörter Patienten untersucht werden, in welcher Form sich diese im TIPI darstellen, um weitere Aussagen über Möglichkeiten und Begrenzungen des TIPI im klinischen und klinisch-forensischen Bereich machen zu können. Untersucht wurde jeweils eine Gruppe von Patienten, die sich in stationärer Behandlung einer psychiatrischen Universitätsklinik bzw. in einer Unterbringung in einem psychiatrischen Maßregelvollzugskrankenhaus gemäß § 63 StGB befand. Anhand der Ergebnisse der Untersuchung sollen Anhaltspunkte für eine Eignung des TIPI als diagnostisches Instrument ermittelt und diskutiert werden.

1.1 Theorie und Hintergrund

„Persönlichkeit und Persönlichkeitseigenschaften eines Menschen sind Ausdruck der für ihn charakteristischen Verhaltensweisen und Interaktionsmuster, mit denen er gesellschaftlich-kulturellen Anforderungen und Erwartungen zu entsprechen und seine zwischenmenschlichen Beziehungen auf der Suche nach einer persönlichen Identität mit Sinn zu füllen versucht." (Fiedler 2007, S. 2). Diese Beschreibung des Begriffes der Persönlichkeit ist einer unter vielen Versuchen, das sehr allgemeine, hypothetische Konstrukt der Persönlichkeit in der Psychologie zu definieren. Persönlichkeit ist nicht direkt beobachtbar, sondern muss erschlossen werden. Bis heute konnte in der Persönlichkeitsforschung keine einheitliche Definition dieses Konstruktes erreicht werden.

In der Psychologie sind im Rahmen der Persönlichkeitsforschung zahlreiche Theorien entwickelt worden. Sie sollen im Folgenden in Anlehnung an Fissenis (2003, S. 25ff) Beschreibungen kurz angesprochen werden. Näher erläutert werden lediglich die faktorenanalytischen Persönlichkeitstheorien, da sie für die vorliegende Arbeit die größte Bedeutung haben.

- *Psychodynamische Persönlichkeitstheorien* zeichnen sich durch ihren Bezug zur Psychoanalyse aus. Es gilt die Ansicht, das Verhalten eines Menschen werde bestimmt durch unbewusste Antriebe.

- *Konstitutionstypologische Ansätze* gehen von der Annahme aus, dass aus dem Körperbau eines Menschen auf dessen Verhalten geschlossen werden könne.

- Den *philosophisch-phänomenologischen Ansätzen* werden Theoretiker zugeordnet, die dem philosophischen Denken zuneigen, sich jedoch gleichzeitig einer empirischen Arbeitsweise verpflichtet fühlen.

- Die *Schichttheorien* gehen von verschiedenen hierarchisch geordneten Ebenen der Persönlichkeit aus.

- In der *Humanistischen Psychologie* wird die Persönlichkeit von ihrer Tendenz gedeutet, sich auf Selbstverwirklichung hin zu entfalten.

- Im Rahmen der *Theorie der kognitiven Stile* wird aus der Art einer Wahrnehmung auf die Art der Persönlichkeit geschlossen.

- Laut den *kognitiven Persönlichkeitstheorien* wird das Verhalten eines Menschen stärker durch die kognitive Repräsentanz der Umwelt bestimmt als durch die physikalische Umgebung.

- *Interaktionale Theorien* leiten das Verhalten eines Menschen aus zwei verschiedenen Quellen ab: Aus (äußeren) Reizen und (inneren) Verarbeitungen.

- In *faktorenanalytischen Persönlichkeitstheorien* wird versucht, das Individuum anhand von Dimensionen zu beschreiben, die aus Faktorenanalysen abgeleitet wurden.

Die Faktorenanalyse dient in der Persönlichkeitsforschung der vereinfachenden Beschreibung bestimmter Sachverhalte. Durch statistische Verfahren werden eine Vielzahl von Variablen auf Faktoren reduziert, die den Sachverhalt kürzer beschreiben und besser erklären können, sofern durch die Reduktion die Redundanz verkleinert wurde (Fisseni 2003, S. 314).

Die faktorenanalytischen Gesamtsysteme von Guilford (1964), von Eysenck (1947), das Fünf-Faktoren-Model („Big-Five", s. Costa & McCrae, 1985a) sowie das „Four Plus X"-Modell (Becker & Kupsch 2002) gehen sämtlich von einem hierarchischen Modell der Persönlichkeit aus. Die direkt beobachtbaren Verhaltensweisen einer Person, von Guilford als „spezifische Handlungen" bezeichnet (Eysenck: „spezifische Reaktionen", Fünf-Faktoren-Modell: „responses"), sind in der untersten Ebene anzusiedeln. Auf der nächsten übergeordneten Ebene, die bereits abstrakte Dimensionen beschreibt, sind die Verhaltensgewohnheiten angesiedelt. Auch hier bestehen unter den einzelnen Autoren hauptsächlich Unterschiede in der Bezeichnung. Bei Eysenck werden sie als „habits" bezeichnet, wogegen Guilford die komplette Ebene „Hexis-Niveau" nennt. Das Fünf-Faktoren-Modell spricht in diesem Zusammenhang von „acts", „frequencies", „dispositions" und „items".

Die zweite abstrakte Ebene entspricht nach Guilford dem Niveau der primären Eigenschaften, nach Eysenck dem Niveau der Eigenschaften. „Characteristics", „scales" und „facets" sind die entsprechenden Begriffe des neueren Fünf-Faktoren-Modells. In der nächsthöheren Ebene geht es schließlich um Typen. Mit diesen sind Eigenschaften höherer Abstraktion gemeint, deren Gemeinsamkeiten sich zu einem Typus zusammenfassen lassen. Diese Ebene bezeichnet Guilford als Typusniveau, bei Eysenck findet die Bezeichnung Typen oder Typenfaktoren Verwendung. Das Fünf-Faktoren-Modell spricht in diesem Zusammenhang von „traits".

Unterschiede in Bezug auf diese hierarchische Grundstruktur beziehen sich auf das Vorhandensein eventueller Zwischenstufen bzw. die Annahme noch höherer Abstraktionsebenen.

Anhand dieser Grundannahme einer hierarchischen Ordnung der Persönlichkeit wurden die verschiedenen faktorenanalytischen Methoden entwickelt. Im Folgenden sollen kurz das Fünf-Faktoren-Modell sowie das „Four Plus X“-Modell dargestellt werden.

1.1.1 Das Fünf-Faktoren-Modell

Bis zum Beginn der neunziger Jahre des vergangenen Jahrhunderts wurden eine Reihe verschiedener faktorenanalytischer Gesamtsysteme entwickelt, die sich jedoch untereinander nicht recht in Einklang bringen ließen. In den neunziger Jahren zeichnete sich jedoch ein neuer Trend ab, der versuchte, die verschiedenen Systeme zu integrieren. Dies führte schließlich zu einem Modell mit fünf breiten Persönlichkeitsfaktoren, die ausreichen sollten, um ein komplexes Bild der Gesamtpersönlichkeit zu zeichnen. Diese fünf Faktoren, hier nach Costa & McCrae (1985 a) wiedergegeben, werden als „Extraversion“, „Agreeableness“, „Conscientiousness“, „Neuroticism“ und „Openess to Experience“ bezeichnet. Zahlreiche Arbeiten verschiedener Autoren führten schließlich zur allgemeinen internationalen Akzeptanz des Fünf-Faktoren-Modells. Eine Zusammenstellung der wichtigsten Studien und deren Faktoreninterpretationen findet sich bei Bartussek (1996).

Zur Erfassung der Big-Five entwickelten Costa & McCrae in mehreren Schritten das NEO-Personality-Inventory (NEO-PI), von dem inzwischen eine überarbeitete Version (NEO-PI-R (Costa & McCrae, 1992a) vorliegt. Das NEO-PI-R setzt sich aus 240 Items zusammen, wobei den Faktoren Neurotizismus, Extraversion, Openess to experience, Agreeableness und Conscientiousness je sechs Skalen mit jeweils acht Items zugeordnet sind. Vom Neo-PI entwickelten Costa & McCrae (1989) noch eine Kurzform, das NEO-Five-Factor-Inventory (NEO-FFI) von dem eine deutsche Version von Borkenau & Ostendorf (1994) vorliegt.

Mitte der neunziger Jahre hatte man also die Hoffnung, dass mit dem Fünf-Faktoren-Modell der Persönlichkeit endlich ein umfassendes Modell zur Beschreibung der Gesamtpersönlichkeit entwickelt worden war, das als gut replizierbares, kulturübergreifendes und orthogonales Bezugssystem für Persönlichkeitseigenschaften gelten konnte. Inzwischen wird jedoch auch dieser Ansatz kritischer beurteilt. Problematisch ist immer noch, dass hinsichtlich der Benennung der einzelnen Faktoren der Big-Five zwischen den Autoren keine Einigkeit besteht und so unterschiedliche Big-Five-Modelle nebeneinander existieren. Dabei gilt insbesondere der fünfte Faktor „Openess to Experience“ als umstritten und lässt sich in einer inhaltlich zwischen den einzelnen Modellen übereinstimmenden Form bisher nicht hinreichend replizieren (s. Becker 2003).

1.1.2 Das Vier-Plus-X-Faktoren-Modell

Das Vier-Plus-X-Faktoren-Modell (4 PX-Faktoren-Modell) der Persönlichkeit wurde von Becker (2002a) als Alternative zum Fünf-Faktoren-Modell entwickelt. Auf dieses Modell bezieht sich das in dieser Untersuchung verwendete Trierer Integrierte Persönlichkeitsinventar. Das 4 PX-Faktoren-Modell soll ein Modell zur umfassenden Beschreibung der normalen sowie der gestörten Persönlichkeit darstellen, wobei es von vier gut replizierbaren Faktoren (den Big-Four) ausgeht. Das 4 PX-Faktoren-Modell geht von folgenden Grundannahmen aus (Becker 2002a):

- In umfangreichen faktorenanalytischen Studien zur Erfassung der Gesamtpersönlichkeit konnten immer wieder mindestens vier breite Faktoren ermittelt werden, die nach Becker als so genannte Big-Four wie folgt interpretiert werden: Neurotizismus/geringe seelische Gesundheit; Extraversion/Offenheit; Verträglichkeit vs. Unverträglichkeit; Gewissenhaftigkeit/Kontrolliertheit (zu den Inhalten dieser Dimensionen s. u.). Diese vier breiten Dimensionen finden sich auch in kulturübergreifenden Studien. Sie klären in Faktorenanalysen nach dem Modell gemeinsamer Faktoren bereits etwa 50 % der Gesamtvarianz auf.

- Soll in einer Batterie von Persönlichkeitsmaßen die gesamte oder zumindest der größte Teil der reliablen Varianz aufgeklärt werden, ist es sinnvoll mehr als vier Faktoren zu extrahieren. Wie viele zusätzliche Faktoren extrahiert werden und wie diese inhaltlich zu deuten sind, hängt von der Auswahl der zu untersuchenden Persönlichkeitseigenschaften ab.

In mehreren Untersuchungen (Becker 2002a, Becker & Kupsch 2002) konnte gezeigt werden, dass diese Annahmen empirisch gut zu stützen sind und mit dem 4 PX-Faktoren-Modell ein Modell entwickelt wurde, das laut Autor zur umfassenden Erfassung der Struktur nicht nur der „normalen" sondern auch der „gestörten" Persönlichkeit geeignet sein soll. Betrachtet man es noch einmal in Bezug auf das Modell der Big-Five, zeigt sich, dass die Big-Four inhaltlich den ersten vier Faktoren der Big-Five sehr ähnlich sind. Dabei handelt es sich genau um diejenigen Faktoren, die auch innerhalb der Diskussionen um das Big-Five-Modell kaum umstritten sind und in vielen Studien immer wieder gut replizierbar waren. Wie bereits erwähnt, wurde zumeist lediglich der fünfte Faktor hinsichtlich seiner Bedeutung kontrovers diskutiert (vgl. Becker 2003; Costa & McCrae 1992b; Deary 1996; McKenzie 1998). Das 4 PX-Faktoren-Modell bietet mit der Variabilität des fünften Faktors (bzw. weiterer extrahierter Faktoren) in Abhängigkeit von den untersuchten Persönlichkeitseigenschaften eine Lösung für dieses Problem.

Inhaltlich umfassen die Persönlichkeitsdimensionen (Big-Four) des 4 PX-Modells folgende Aspekte (Becker 1995, Becker 2002a, Becker 2003, Becker & Kupsch 2002):

Neurotizismus/geringe seelische Gesundheit:

Diese Dimension betrifft die Fähigkeit einer Person zur Bewältigung externer und interner (psychischer) Anforderungen. Menschen mit einem hohen Neurotizismuswert haben demnach besondere Probleme bei der Bewältigung externer Anforderungen (z.B. beruflicher oder schulischer Art) sowie interner Anforderungen (z.B. Regulation von Affekten). Sie leiden unter emotionaler Labilität bzw. negativer Affektivität, so dass sie negative Emotionen, wie etwa Angst, Depression, Schuldgefühle, Wut und Ärger, starke Stimmungsschwankungen, wesentlich häufiger und intensiver erleben als Personen mit einem geringeren Wert auf diesem Faktor. Im Hinblick auf ihr Sozialverhalten zeigen sie sich überempfindlich gegenüber Kritik und Anzeichen von Ablehnung. Ihre Beziehungen sind meist instabil, wobei die betroffene Person häufig von Verlassensängsten geplagt ist. Zumeist findet sich eine soziale Rückzugstendenz. Sie neigen dazu, sich anderen gegenüber übertrieben nachgiebig, unterwürfig und abhängig zu verhalten und weisen oft Konzentrationsstörungen, Energiemangel und zahlreiche somatische Beschwerden auf. Sie sehen sich selbst häufig in einer Opferrolle, wobei ihr Denken von Misstrauen und kognitiven Verzerrungen geprägt ist. Menschen mit erhöhtem Neurotizismus haben ein negatives und häufig instabiles Selbstkonzept, eine geringe Selbstachtung und leiden unter Identitätsstörungen. Personen mit einem niedrigen Neurotizismuswert sind dagegen emotional stabil, verfügen über ein großes Selbstvertrauen sowie ein positives Selbstkonzept und können gut mit Belastungssituationen umgehen. Sie leiden nur selten unter Konzentrationsstörungen und Erschöpfungszuständen und sind in der Regel mit ihrem Leben zufrieden. Gegenüber anderen Personen sind sie nicht nachtragend und begegnen diesen mit Vertrauen.

Extraversion/Offenheit:

Diese Dimension umfasst die Bereitschaft einer Person, sich gegenüber neuen Einflüssen zu öffnen und sich aktiv und spontan seiner Umwelt zuzuwenden, vor allem, wenn diese neue und aufregende Erfahrungen verspricht. Menschen mit einem hohen Extraversions-/Offenheitswert suchen die Gesellschaft anderer Menschen und verhalten sich ihnen gegenüber offen und vertrauensvoll. Im Umgang sind sie sehr gesprächig, wünschen Aufmerksamkeit und Bewunderung und können sich gut durchsetzen. Ihr Temperament ist lebhaft und sie streben nach Vergnügungen, geben gerne Geld aus, suchen Spannung und Aufregung und sind bereit, dafür Risiken einzugehen. Meist sind sie fröhlich und gut gelaunt. Im Gegensatz dazu verschließen sich Menschen mit einem niedrigen Extraversions-/Offenheitswert gegenüber ihrer Umwelt und tendieren zum Einzelgängertum. Sie sind eher vorsichtig, sparsam, im Umgang mit anderen reserviert und halten sich lieber im Hintergrund.

Unverträglichkeit:

Der Faktor Unverträglichkeit bezieht sich auf das Verhalten einer Person hinsichtlich egoistischer versus rücksichtsvoller Handlungen. Personen mit einem hohen Unverträglichkeitswert sind rücksichtslos, manipulativ, nutzen andere Menschen aus und verhalten sich ihnen gegenüber aggressiv. Sie gelten als gewissenlos, wenig empathisch, rechthaberisch und arrogant. Menschen mit hoher Verträglichkeit sind friedliebend, nicht aggressiv, rücksichtsvoll, ehrlich und zeigen ein hohes Maß an Empathie. Sie sind hilfsbereit und neigen zu Bescheidenheit.

Gewissenhaftigkeit/ Kontrolliertheit:

Diese Dimension beinhaltet den Grad der Selbstkontrolle und das Arbeitsverhalten einer Person. Menschen mit einer hohen Ausprägung der Merkmale dieses Faktors zeichnen sich durch hohe Selbstdisziplin, Willensstärke und Sorgfalt aus. Sie versuchen, die sich selbst gesetzten hohen Ziele mit großem Arbeitseinsatz und Ausdauer zu erreichen. Sie sind zuverlässig, bedenken die längerfristigen Folgen ihres Handelns und planen sorgfältig, was sie tun. Für sie hat Ordnung und Sauberkeit sowie die Beachtung von Normen und Prinzipien einen hohen Stellenwert. Menschen mit einer geringen Ausprägung dieser Merkmale sind hingegen weniger ausdauernd, unzuverlässig, setzen sich niedrigere Ziele, haben eine geringere Selbstdisziplin und Willensstärke und neigen dazu, Arbeit vor sich herzuschieben. Ordnung, Sauberkeit und ethische Prinzipien haben für sie keinen besonderen Stellenwert.

1.2 Persönlichkeitsstörungen

1.2.1 Historische Aspekte

Die heutigen Konzeptionen von Persönlichkeitsstörungen wurden im Wesentlichen von den traditionellen Vorstellungen der französischen, angelsächsischen und deutschen Psychiatrie geprägt (Übersicht s. Saß 1987). Einen ersten Ansatz zur nosologischen Einordnung gestörter Persönlichkeiten zeigte der Franzose Philippe Pinel mit seinem Konzept der „manie sans delire“, in dem er eine Beeinträchtigung der affektiven Funktionen bei „ungestörten Verstandeskräften“ sah (Pinel 1809). Weitere frühe Ansätze finden sich in der anglo-amerikanischen Psychiatrie bei Benjamin Rush (1812), der sich bereits an Pinels Konzept orientierte und mit seinem Begriff der „moral alienation of the mind“ Personen beschrieb, die bei unbeeinträchtigtem Intellekt antisoziales/dissoziales Verhalten zeigten. In England entwickelte Prichard (1835) das Konzept der „moral insanity“. In Deutschland erlangte das Konzept der abnormen Persönlichkeiten von Koch eine hohe Bedeutung. In seiner Monografie „Psychopathische Minderwertigkeiten“ (1891-1893) machte er erste Versuche, unterschiedliche Formen von Persönlichkeitsstörungen zu systematisieren. Große Bedeutung in Deutschland hatten weiter die Arbeiten von Kraepelin, der den Begriff der „psychopathischen Persönlichkeit“ in seinem Lehrbuch einführte (1883-1915) sowie das konstitutionstypologische Konzept von Kretschmer (1921).

Kurt Schneider betonte in seiner Monografie „Die psychopathischen Persönlichkeiten“ (1923) erstmals den Aspekt des Leidens der entsprechenden Person bzw. der Gesellschaft unter dieser Person als Bedingung für eine psychiatrische Störung. Seine Lehre von den psychopathischen Persönlichkeiten und seine Unterteilung in 10 Typen beeinflussen bis heute die Definition und Klassifizierung von Persönlichkeitsstörungen.

Im historischen Verlauf wurden immer wieder bestimmte Typen der Persönlichkeitsstörungen beschrieben, die später wieder verschwanden bzw. nicht in die Klassifikationsschemata übernommen wurden. Fiedler (2007, S.424ff) fand im Schrifttum der letzten 100 Jahre zumindest 175 Konzeptualisierungsversuche von Persönlichkeitsstörungen und hat auf 246 unterschiedliche terminologische Vorschläge zur Bezeichnung bestimmter Persönlichkeitsstörungen aufmerksam gemacht. Diese Vielfalt von Typen lässt sich in drei Untertypen einteilen.

- Die erste Gruppe umfasst universell akzeptierte Persönlichkeitstypen, die in fast allen Arbeiten und Klassifikationssystemen auftreten und nahezu identisch beschrieben werden, wenn auch mit etwas wechselnder Nomenklatur. Hierzu gehören z.B. der dissoziale (antisoziale), der histrionische und der anankastische (zwanghafte) Typ.

- Eine zweite Gruppe enthält Typen, welche zwar in der Literatur immer wieder ähnlich beschrieben wurden, jedoch unterschiedliche Bezeichnungen erhielten. So entspricht der von Kurt Schneider (1923) beschriebene asthenische Typ in seinen Verhaltensmerkmalen dem dependenten (abhängigen) Typ des DSM-IV- und ICD-10-Systems. Weiterhin fallen in diese Gruppe Typen, die je nach Klassifikationssystem verschiedenen Störungsformen zugeordnet sind. Z.B. wird die Schizotype Persönlichkeitsstörung im ICD-10 dem Bereich schizophrener Erkrankungen zugeordnet, wogegen sie im DSM-IV auf der Achse II als Schizotypische Persönlichkeitsstörung zu finden ist.

- In die dritte Gruppe fallen Typen, die zwar in einigen Lehrbüchern und Klassifikationssystemen auftauchen, in anderen dagegen keine Erwähnung finden. Beispielhaft hierfür ist die Passiv-aggressive Persönlichkeitsstörung, die in Amerika als Diagnose vergeben wird, in Europa jedoch nicht als eigenständige Persönlichkeitsstörung akzeptiert ist. Auch die Narzisstische Persönlichkeitsstörung ist zwar im DSM-IV als eine klinisch eigenständige Persönlichkeitsstörung definiert, in der ICD-10 sind für sie hingegen nur Kriterien für den Forschungsbereich gelistet.

Die unterschiedliche Diagnosepraxis in den USA bzw. in Europa weist darauf hin, dass die Diagnose einer Persönlichkeitsstörung auch kulturabhängig ist. Bestimmte Verhaltensmuster scheinen in einer Kultur bereits als pathologisch angesehen zu werden, während sie in anderen Kulturen noch als normal gelten. Dies wird bei Betrachtung zeitgeschichtlicher Abläufe noch deutlicher. So wurden in der ersten Hälfte des vergangenen Jahrhunderts noch Typen von Persönlichkeitsstörungen beschrieben, die heute in keinem Lehrbuch mehr zu finden sind. Auch diese Typen (z.B. der „sexuell Haltlose“, die „geborene Prostituierte“, der „Querulant“ oder der „Dienstverweigerer“) werden der dritten Gruppe zugeordnet

(s. tabellarische Übersicht bei Bronisch 2003). Es handelt sich hier also um Verhaltensweisen, die zu bestimmten Zeiten als pathologisch angesehen wurden oder werden, zu anderen Zeiten oder in anderen Kulturen jedoch als normal bzw. zumindest als akzeptiert gelten, so dass die Betroffenen als „renormalisiert" bezeichnet werden können.

Darüber hinaus beschreibt Bronisch (2003) noch eine vierte Gruppe von Typen, die in der Gesellschaft als Variationen der normalen Persönlichkeit gelten, von psychoanalytisch orientierten Autoren jedoch bereits als gestörte Persönlichkeiten eingestuft werden. Dies sind zum Beispiel der „Marketing-Charakter" nach Fromm (1979) oder die „authoritarian personality" nach Adorno (1950).

1.2.2 Definition von Persönlichkeitsstörungen

In der deutschen Übersetzung des „Diagnostischen und statistischen Manuals Psychischer Störungen IV" findet sich folgende Definition von Persönlichkeitsstörungen, die für alle spezifischen Formen der Persönlichkeitsstörungen allgemein gültig ist: „Das wesentliche Merkmal einer Persönlichkeitsstörung ist ein andauerndes Muster von innerem Erleben und Verhalten, das merklich von den Erwartungen der soziokulturellen Umgebung abweicht." (DSM-IV, Saß et al. 1996, S. 712). Dabei muss sich das abnorme Erlebens- oder Verhaltensmuster zumindest in zwei Bereichen (Denken, Affektivität, Beziehungsgestaltung oder Impulskontrolle) bemerkbar machen (Kriterium A) und sich in einem weiten Bereich persönlicher und sozialer Situationen als unflexibel und tiefgreifend erweisen (Kriterium B). Es soll in klinisch bedeutsamer Weise zu Leiden oder zu Beeinträchtigungen in sozialen, beruflichen oder anderen wichtigen Funktionsbereichen führen (Kriterium C). Es handelt sich um ein stabiles und lang andauerndes Muster, dessen Beginn zumindest bis zur Adoleszenz oder bis zum frühen Erwachsenenalter zurückverfolgt werden kann (Kriterium D). Das Muster darf nicht besser als Manifestation oder Folgeerscheinung einer anderen psychischen Störung erklärbar sein (Kriterium E) und nicht auf die direkte körperliche Wirkung einer Substanz (z.B. Droge, Medikament, Exposition gegenüber einem Toxin) oder eines medizinischen Krankheitsfaktors (z.B. ein Hirntrauma) zurückgehen (Kriterium F).

Diese allgemeinen diagnostischen Merkmale des amerikanischen Klassifikationssystems DSM-IV (Saß et al. 1996) stimmen weitgehend mit den Leitkriterien der ICD-10 (Dilling et al. 2006), dem Klassifikationssystem der WHO, überein. Unterschiede zwischen beiden anerkannten Klassifikationssystemen finden sich jedoch hinsichtlich der Subtypologien von Persönlichkeitsstörungen, auf die in Kapitel 1.2.4 eingegangen wird. Die vorliegende Arbeit orientiert sich im Folgenden am DSM-IV (Saß et al 1998), da die Einteilung der spezifischen Persönlichkeitsstörungen in der Untersuchung mit dem Strukturierten Klinischen Interview für DSM IV, Achse II (SKID-II) erfolgte. Zudem erfolgt durchgehend eine Bezugnahme auf das DSM-IV und nicht auf die textrevidierte Fassung DSM-IV-TR (Saß et al. 2003), da die in der vorliegenden Arbeit verwendeten Untersuchungsinstrumente sich auf das DSM-IV beziehen und in der aktuellen Textrevision DSM-IV-TR gegenüber dem DSM-IV im Bereich der Persönlichkeitsstörungen keine Veränderungen vorgenommen wurden.

1.2.3 Cluster des DSM-IV

In vielen Studien (z. B. Stuart et al. 1998) hat sich gezeigt, dass sich gerade erheblich gestörte Persönlichkeiten zumeist durch Merkmale aus mindestens zwei Klassifikationsgruppen auszeichnen. So liegt laut Fiedler (2007, S. 269) die Wahrscheinlichkeit, dass bei einer Person mit der Diagnose einer spezifischen Persönlichkeitsstörung auch die Merkmale einer weiteren spezifischen Persönlichkeitsstörung erfüllt sind, bei 80 %. Daher werden im DSM-IV die Persönlichkeitsstörungen, deren Merkmale oft gemeinsam bei einem Menschen auftreten, zu drei Clustern zusammengefasst (zu den Clustern im Einzelnen s. DSM-IV 1996, S. 712ff; Bronisch 2003). Die Diagnosestellung der spezifischen Persönlichkeitsstörungen folgt dem kategorialen Ansatz. Durch das Vorhandensein bzw. Nicht-Vorhandensein definierter Merkmale wird festgelegt, ob ein Mensch eine bestimmte Persönlichkeitsstörung hat bzw. nicht hat. Zur Erfassung sind bestimmte „Cut-off-points" festgelegt worden. Die einzelnen Persönlichkeitsstörungen werden den drei Clustern anhand von Prototypen-Modellen zugeordnet, die das jeweilige Cluster im Kern charakterisieren.

Patienten mit einer Persönlichkeitsstörung des Cluster A erscheinen der Umwelt oft als sonderbar oder exzentrisch. Als charakteristische Merkmale gelten:

- seltsames, exzentrisches Verhalten,
- ausgesprochene Affektarmut, Gefühlskälte,
- bei vermeintlichen Kränkungen und Bedrohungen schnelles Umkippen der Stimmung in Wut und Zorn, u. U. auch Gewalttätigkeit,
- Misstrauen, bis hin zum Gefühl der Bedrohung und zu paranoiden Vorstellungen,
- fehlender zwischenmenschlicher Kontakt.

Im Cluster B finden sich Personen, die häufig als dramatisch, emotional oder launisch erlebt werden. Charakteristische Merkmale dieser Gruppe sind:

- Impulsivität im affektiven Bereich aus mehr oder minder gravierenden Anlässen,
- übermäßig starke Wut und Unfähigkeit, die Wut zu kontrollieren,
- Tendenzen zur Selbstbeschädigung bzw. zu Suizidversuchen,
- Tendenzen zur Fremdgefährdung, vor allem bei der Dissozialen und Narzisstischen Persönlichkeitsstörung,
- wenig ausgeprägtes Selbstwertgefühl mit Gefühlen von Wut, Scham und Demütigung bei berechtigter und unberechtigter Kritik,
- schneller Wechsel von Idealisierung und Entwertung von nahe stehenden Personen,

- Probleme in der Regulierung von Nähe und Distanz zu anderen Menschen.

Personen mit einer Persönlichkeitsstörung des Cluster C gelten als ängstlich oder furchtsam. Sie weisen folgende charakteristische Merkmale auf:

- leichte Verletzbarkeit durch Kritik und Ablehnung,
- Übertreibung potenzieller Probleme, körperlicher Gebrechen oder Risiken,
- andauerndes Angespannt- und Besorgtsein,
- Gefühl der Hilflosigkeit und Abhängigkeit,
- massive Trennungsängste,
- übermäßige Gewissenhaftigkeit und fehlende Flexibilität,
- passive Aggressivität.

1.2.4 Spezifische Persönlichkeitsstörungen

1.2.4.1 Persönlichkeitsstörungen des Cluster A

1.2.4.1.1 Die Paranoide Persönlichkeitsstörung 301.00 (F60.0)

Wesentliche Merkmale der Paranoiden Persönlichkeitsstörung sind ein in verschiedenen Situationen auftretendes durchgängiges Misstrauen sowie eine Neigung, neutrale oder sogar freundliche Handlungen anderer als feindselig oder kränkend zu interpretieren (Fiedler, 2007 S. 127ff). Eine zentrale Rolle für dieses Misstrauen scheint dabei die Fehlwahrnehmung zwischenmenschlicher Konflikte oder Ereignisse zu spielen, die sich auf eine hohe Empfindsamkeit gegenüber Kritik und Kränkung zurückführen lässt. Personen mit einer Paranoiden Persönlichkeitsstörung zeigen eine Überempfindlichkeit, z.B. gegenüber Zurückweisung und Zurücksetzung, und eine situationsunangemessene Neigung zu streitsüchtigem bis hin zu feindselig vorgetragenem Beharren auf eigenen Ansichten und Rechten. Von Personen aus dem sozialen Umfeld werden sie oft als energisch und ehrgeizig charakterisiert und gelten als scharfsinnige Beobachter. Häufig unterstellen sie anderen Personen böswillige Absichten, die ihren eigenen projizierten Ängsten entsprechen (DSM-IV 1996, S. 718).

Das heutige Konzept der Paranoiden Persönlichkeitsstörung ist bereits früher in der Persönlichkeitsforschung unter Betonung jeweils anderer besonderer Merkmale aufgetaucht. Hier sind zum Beispiel Kraepelins (1883-1915) „Pseudoquerulanten" und „Streitsüchtige", die „expansive Persönlichkeit" bei Kretschmer (1921) und die „Fanatischen Persönlichkeiten" von Schneider (1923) zu erwähnen (vgl. Herpertz & Wenning 2003; Fiedler, 2007, S. 128). Die diagnostischen Kriterien für die Paranoide Persönlichkeitsstörung im ICD-10 unterscheiden sich nur im Detail von denen des DSM-IV. So gehen in die ICD-10-Klassifikation noch die Tendenz zu einem erhöhten Selbstwertgefühl in Verbindung mit einem ausgeprägten Egozentrismus in die Kriterien ein, welche im DSM-IV-System Züge der Narzisstischen Persönlichkeitsstörung darstellen (vgl. Herpertz & Wenning 2003).

1.2.4.1.2 Die Schizoide Persönlichkeitsstörung 301.20 (F60.1)

Hauptmerkmale der Schizoiden Persönlichkeitsstörung sind ein distanziert, kühles und einzelgängerisches Verhalten. Personen mit dieser Störung verfügen nur über eine eingeschränkte emotionale Erlebnis- und Ausdrucksfähigkeit (Herpertz & Wenning 2003). Da die Betroffenen vor allem in ihren sozialen Beziehungen erheblich eingeschränkt sind, kann es zu einem Absinken der sozialen und beruflichen Leistungen kommen, wenn diese ein besonderes Engagement in interpersonellen Beziehungen erfordern. Personen mit einer Schizoiden Persönlichkeitsstörung können jedoch durchaus beruflich auch sehr erfolgreich sein, wenn sie die Möglichkeit haben, ihre Arbeit sozial isoliert auszuführen (Fiedler, 2007, S.139). Personen mit Schizoider Persönlichkeitsstörung vermitteln häufig den Eindruck von Gefühlsarmut. Dieser Eindruck wird durch die Tatsache verstärkt, dass sie oft Schwierigkeiten haben, Gefühle wie beispielsweise Wut, gegenüber anderen auszudrücken. Sie haben meist nur wenige Freundschaften und soziale Kontakte und heiraten selten (DSM-IV 1996, S. 722).

Das Konzept der schizoiden Persönlichkeit ist eng mit der Erforschung der Schizophrenie verknüpft (Fiedler, 2007, S.135ff), da im Zuge der Untersuchung von Angehörigen schizophrener Patienten auffiel, dass diese häufig eine Reihe von Verhaltensauffälligkeiten zeigten, die in Familien nicht psychotischer Patienten kaum beobachtet wurden. Bleuler (1911) vermutete daraufhin einen kontinuierlichen Übergang zwischen dem schizoiden Charakter und latenten Verlaufsformen der Schizophrenie mit ihren entsprechenden Denkstörungen und sozialen Dysfunktionen (Herpertz & Wenning 2003). Es ließ sich jedoch in Studien (Parnas et al., 1982) keine eindeutige Beziehung zwischen den für die schizoide Persönlichkeit wesentlichen Merkmalen des scheuen, introvertierten und kühlen Verhaltens und einer Schizophrenie erkennen. Es stellte sich jedoch heraus, dass Merkmale, wie Überempfindlichkeit gegenüber Kritik, Denk- und Kommunikationsstörungen und exzentrisches, launenhaftes Verhalten einen deutlichen Bezug zur Schizophrenie zeigen (Herpertz & Wenning 2003, Fiedler, 2007, S.137). Es entwickelte sich schließlich eine weitere Aufteilung des ursprünglichen Schizoidiebegriffes, die sich in den seit dem DSM-III (Koehler & Saß 1984) verwendeten unterschiedlichen Störungsbildern der Schizoiden und der Schizotypischen Persönlichkeitsstörung wiederfinden lässt (Herpertz & Wenning 2003). Im ICD-10-System wird bei den diagnostischen Merkmalen dieser Störung zusätzlich noch ein deutlicher Mangel im Erkennen und Befolgen gesellschaftlicher Regeln betont.

1.2.4.1.3 Die Schizotypische Persönlichkeitsstörung 301.22. (F21)

Hauptmerkmal der Schizotypischen Persönlichkeitsstörung ist ein tiefgreifendes Muster sozialer und zwischenmenschlicher Defizite. Dieses Muster ist gekennzeichnet durch akutes Unbehagen in und mangelnde Fähigkeiten zu engen Beziehungen sowie durch Verzerrungen des Denkens und Wahrnehmens und ein eigentümliches Verhalten (DSM-IV 1996, S. 725). Die betroffenen Personen leben häufig sozial isoliert und zeigen eine ausgeprägte soziale Ängstlichkeit (Herpertz 2003). Diese Patienten suchen häufig Hilfe aufgrund von Symptomen wie Angst, Depression oder dysphorischer Affekte.

Auch das aktuelle Konzept der Schizotypischen Persönlichkeitsstörung hing in seiner Entstehung stets eng mit der Erforschung der Schizophrenie zusammen. Bedeutsame Begriffe in diesem Zusammenhang sind die von Hoch und Polatin (1949) entwickelten Konzepte der „borderline cases", sowie der „pseudoneurotischen Schizophrenie". Diese Begriffe sollten Störungsbilder von Patienten bezeichnen, deren psychopathologische Auffälligkeiten denen der Schizophrenie ähnelten, auf die jedoch die Diagnose einer „Schizophrenie" nicht zutraf (Fiedler, 2007, S. 143ff). Symptome waren Denk- und Assoziationsstörungen. Diese umfassten Störungen der Gedankenkontinuität, der Aufmerksamkeit und Konzentration (formale Störungen) sowie inhaltliche Störungen, wie beispielsweise rigide und verzerrte Vorstellungen über die Bedeutung von Intellekt und Gefühl und eigenwillige Annahmen über Sexualität. Der in diesem Zusammenhang verwendete Borderline-Begriff bezieht sich hier stets auf den Übergangsbereich zu einer Schizophrenie und ist nicht als Vorläufer des heutigen Begriffes der Borderline-Persönlichkeitsstörung zu sehen (Herpertz 2003).

Man geht heute davon aus, dass die Schizotypische Persönlichkeitsstörung einen Teil des Spektrums der Schizophrenie verkörpert (Fiedler, 2007, S. 143ff). Daraus wird auch verständlich, warum sie in den beiden gängigen Klassifikationssystemen unterschiedlichen Bereichen zugeordnet ist. Im DSM-IV ist sie unter den Persönlichkeitsstörungen subsumiert, während sie im ICD-10 im Kapitel F2 bei den schizophrenen und wahnhaften Störungen unter dem Begriff der schizotypen Störung zu finden ist. Ein Problem bei der Einordnung im ICD-10 entsteht jedoch dadurch, dass dort noch eine weitere Diagnosekategorie zu finden ist und zwar die der „Schizophrenia simplex", welche Kriterienüberlappungen mit der „schizotypen Störung" aufweist.

1.2.4.2 Persönlichkeitsstörungen des Cluster B

1.2.4.2.1 Die Antisoziale Persönlichkeitsstörung 301.7 (F60.2)

Hauptmerkmale der Antisozialen Persönlichkeitsstörung sind ein tiefgreifendes Muster von Verletzung und Missachtung der Rechte anderer, sowie Täuschung und Manipulation. Personen mit einer Antisozialen Persönlichkeitsstörung mangelt es an Empathievermögen und sie zeigen nur eine geringe Frustrationstoleranz. Häufig haben sie eine übersteigerte und arrogante Selbsteinschätzung und besitzen einen glatten und oberflächlichen Charme. Oft zeigen sie ein unverantwortliches und rücksichtsloses Verhalten in ihren sexuellen Beziehungen sowie zahlreiche Partnerwechsel. Ein weiterer Gesichtspunkt, der jedoch nicht bei allen Menschen mit Antisozialer Persönlichkeitsstörung zu beobachten ist, ist ein Mangel an Angst (Saß, 1988), was jedoch bisher noch nicht in die diagnostischen Kriterien eingegangen ist.

Bei der Antisozialen Persönlichkeitsstörung unterscheiden sich die Diagnostischen Kriterien des DSM-IV und ICD-10 deutlich voneinander. Während sich im DSM-IV immer noch eine stärkere Akzentsetzung in Richtung gewohnheitsmäßiger Kriminalität und Delinquenz findet, findet sich im ICD-10 eine stärkere Berücksichtigung von Persönlichkeits-Traits (Fiedler 2007, S.159). Auch die Bezeichnung dieser Störung unterscheidet sich deutlich, da sie im ICD-10 nicht als Antisoziale, sondern als Dissoziale Persönlichkeitsstörung bezeichnet wird. Ein Kriterium des DSM-IV (Kriterium C) für die Diagnose der Antisozialen Persönlichkeitsstörung setzt voraus, dass bereits in der Kindheit eine Störung des Soziaverhaltens zu erkennen gewesen sein muss, die gewohnheitsmäßige Verletzungen sozialer Regeln beinhaltet (Fiedler, 2007, S.157). Hauptkriterien des ICD-10, die im DSM-IV dagegen nur als „Zugehörige Merkmale und Störungen" beschrieben werden, sind ein Unbeteiligtsein gegenüber Gefühlen anderer und ein Mangel an Empathie (DSM-IV 1996, S. 731ff).

Eine Schwierigkeit in der Entwicklung des Begriffes der Antisozialen/Dissozialen Persönlichkeitsstörung war immer wieder die Notwendigkeit der Abgrenzung zu einfachen, rezidivierenden delinquenten Verhaltensweisen, wie sie bei chronischen Rückfalltätern vorliegen (Saß, 1987). Diese Unterscheidung zwischen Antisozialer/Dissozialer Persönlichkeit und kriminellen Handlungen ist umso wichtiger, betrachtet man sie vor dem Hintergrund forensischer Gutachten zur Fragestellung der Schuldfähigkeit und Prognose. Werden bei den Diagnostischen Kriterien nicht verstärkt die Persönlichkeitszüge, die typisch für sozial deviantes Verhalten sind, in den Vordergrund gestellt, sondern vielmehr die sozial devianten Handlungen selber, führt dies zu einer überhöhten Häufigkeit der Diagnose einer Antisozialen Persönlichkeitsstörung (Müller-Isberner et al., 2003) sowie zu einem überhöhten Gebrauch als Bezeichnung für Menschen mit gewohnheitsmäßiger Delinquenz und Kriminalität. Das ICD-10 wird dieser Forderung nach „Psychologisierung" der diagnostischen Kriterien inzwischen weitgehend gerecht (Fiedler 2007, S. 159ff). Es beinhaltet nunmehr Kriterien, die eine soziale Devianz zwar kennzeichnen können, delinquente und kriminelle Handlungen werden jedoch zur Diagnosestellung nicht mehr zwingend vorausgesetzt. Auch das DSM-IV zeigt im Vergleich zum DSM-III-R (Wittchen et al. 1991) in diesem Bereich deutliche Besserungen, legt aber wie bereits erwähnt immer noch einen stärkeren Akzent in Richtung gewohnheitsmäßiger Kriminalität und Delinquenz (Fiedler 2007, S. 156ff).

Die engsten Beziehungen zu anderen Persönlichkeitsstörungen sind im Bereich der Narzisstischen Persönlichkeitsstörung zu finden, wobei bei letzterer keine ausgeprägten Tendenzen zu Impulsivität, Aggressivität und Betrügereien vorliegen. Weiterhin sind in

Teilbereichen der Histrionischen-, der Borderline-, sowie der Paranoiden Persönlichkeitsstörungen Überschneidungen festzustellen (Müller-Isberner et al, 2003).

1.2.4.2.2 Die Borderline Persönlichkeitsstörung 301.83 (F60.31)

Wichtigste Merkmale der Borderline Persönlichkeitsstörung sind Impulsivität, affektive Instabilität, Instabilität in der Beziehungsgestaltung, Identitätsstörungen sowie dissoziative Erlebnisweisen (Herpertz & Wenning, 2003). Die betroffenen Personen neigen dazu, sich genau zu dem Zeitpunkt selbst zu untergraben, wenn ein Ziel gerade verwirklicht werden könnte (z. B. Schulabgang kurz vor dem Abschluss) (DSM-IV, 1996, S. 736ff). Unter starker Belastung entwickeln einige Patienten psychoseähnliche Symptome wie beispielsweise Pseudohalluzinationen. Borderline-Patienten zeigen vor allem eine stark erhöhte affektive Reagibilität, das heißt, sie reagieren auf schwach ausgebildete, emotional relevante Stimuli bereits mit intensiven, rasch aufschießenden Affekterregungen (Herpertz & Wenning 2003). Die Patienten leiden aufgrund dieser intensiven Gefühle, die sie jedoch kaum differenzieren können (z. B. Differenzierung zwischen Angst und Wut), häufig unter einer starken aversiven, inneren Anspannung. Zur Linderung dieser inneren Spannungszustände kommt es häufig zu den für diese Patienten typischen selbstschädigenden Verhaltensweisen wie parasuizidale Handlungen, Selbstverletzungen, Ess/Brechattacken, Glücksspiel oder Alkohol- und Drogenexzesse. Auslöser dieser Spannungszustände sind häufig Verlassensängste und Angst vor Zurückweisung, jedoch auch zwischenmenschliche Nähe wird von den Betroffenen oft als bedrohlich empfunden (Herpertz & Wenning 2003). Diese realen oder auch unbegründeten Verlassensängste beruhen häufig auf einer Ambivalenz zwischen dem Bedürfnis nach Bindung einerseits und der Angst vor Autonomieverlust andererseits. Die Patienten führen sehr instabile zwischenmenschliche Beziehungen mit einem häufigen Wechsel zwischen Trennungs- und Wiederannäherungsprozessen (Herpertz & Wenning 2003).

Das instabile Selbstbild der meisten Patienten führt zu einem Gefühl der Inkohärenz. Es besteht eine mangelnde Zukunftsorientierung und Lebensplanung. Charakteristisch sind häufige Ausbildungsabbrüche oder Stellenwechsel. Dieses instabile Selbstbild kann sich weiterhin auf sexuelle Neigungen erstrecken, was sich beispielsweise in einem Wechsel zwischen hetero- oder homosexueller Orientierung zeigt. Die Patienten leiden unter einem negativen Selbstbild und niedrigem Selbstwertgefühl, das geprägt ist von den Annahmen nichts wert, schuldig und schlecht zu sein.

In der ICD-10-Klassifikation findet sich die Borderline Persönlichkeitsstörung als ein Typus der Emotional-Instabilen Persönlichkeitsstörung, die sich in den Borderline-Typus und den Impulsiven-Typus aufspaltet. Der Impulsive-Typus kennzeichnet dabei Personen, deren mangelnde Impulskontrolle zu gewalttätigem und bedrohlichem Verhalten führt (Fiedler, 2007, S. 174ff). Im DSM-IV entspricht dieser Typ der „intermittierend explosiven

Störung", die aus folgenden Gründen nicht den Persönlichkeitsstörungen, sondern der Syndromgruppe der Störungen der Impulskontrolle auf der Achse I zugeordnet wird: Die betroffenen Patienten empfinden unmittelbar echte Reue und Betroffenheit über die anderen zugefügten Verletzungen und/oder angerichteten Schäden. Diese Gefühle von Reue, Scham und Selbstvorwürfen sind wichtige Indikatoren für eine ich-dystone Störungsmarkierung und gelten somit als wichtigste Abgrenzung zu spontaner Gewalt bei den anderen Persönlichkeitsstörungen. Häufig zeigen Patienten mit einer Borderline Persönlichkeitsstörung noch weitere Persönlichkeitsstörungen. Oft finden sich auch eine posttraumatische Belastungsstörung, depressive Syndrome, Angststörungen, Essstörungen sowie Substanzabusus und Substanzabhängigkeit (Herpertz & Wenning 2003).

1.2.4.2.3 Die Histrionische Persönlichkeitsstörung 301.50 (F60.4)

Hauptmerkmale der Histrionischen Persönlichkeitsstörung sind ein lebhaftes, in den Mittelpunkt drängendes Verhalten mit übertriebener Neigung zur Emotionalisierung zwischenmenschlicher Beziehungen, eine übermäßige Beschäftigung mit der äußeren Erscheinung und ein übermäßiges Streben nach Aufmerksamkeit. Die betroffenen Personen haben oft Schwierigkeiten, in emotionalen oder sexuellen Beziehungen echte emotionale Tiefe zu erreichen. Oft spielen sie in zwischenmenschlichen Beziehungen eine Rolle, etwa die eines Opfers, ohne sich dieser Tatsache bewusst zu sein. Durch die Erwartung ständiger Aufmerksamkeit kommt es häufig zur Entfremdung von Freunden. Steht die betroffene Person einmal nicht im Mittelpunkt, kommt es zu deprimierten und gekränkten Reaktionen. Ihr Handeln ist immer auf eine unmittelbare Befriedigung ausgerichtet; folgt in einer Situation keine unmittelbare Bestätigung, verliert die Person schnell das Interesse, reagiert frustriert und intolerant. Sie ist ständig auf der Suche nach Neuigkeiten, Stimulation und Aufregung (DSM-IV 1996, S. 741). Während histrionische Frauen sich häufig als verführerisch und flirtig darstellen und eine emotionalisierte, erotisierende, kindlich-unreife Kontaktaufnahme zeigen, steht bei histrionischen Männern die Demonstration extremer Männlichkeit, sowie „machohaftes" und provokatives Verhalten im Vordergrund (Herpertz & Wenning 2003).

1.2.4.2.4 Die Narzisstische Persönlichkeitsstörung 301.81 (F60.8)

Menschen mit einer Narzisstischen Persönlichkeitsstörung zeigen charakteristischerweise Gefühle der Großartigkeit, der Überlegenheit und ein strotzendes Selbstbewusstsein (Herpertz & Wenning 2003), gleichzeitig aber auch einen Mangel an Empathievermögen sowie Angst vor negativer Beurteilung durch andere (Fiedler 2007, S. 200ff). Durch diese Verletzlichkeit ihres überhöhten Selbstwertgefühls kann Kritik die betroffenen Personen äußerst quälen und Gefühle der Erniedrigung, Degradierung, Wertlosigkeit und Leere hervorrufen. Sie reagieren auf die Kritik oder auf eine Niederlage mit Verachtung, Wut oder trotzigen Gegenangriffen. Häufig kommt es zu einer Beeinträchtigung der zwischenmenschlichen Beziehungen, da sich aus dem Anspruchsdenken, dem Verlangen nach Bewunderung und der Missachtung von Empfindsamkeiten anderer zahlreiche Probleme im zwischenmenschlichen Bereich ergeben. Das hohe Selbstvertrauen und der maßlose Ehrgeiz können einerseits zu großen Leistungen führen, andererseits kann die Leistungsfähigkeit durch die erhöhte Kritikempfindlichkeit und Überempfindlichkeit bei Niederlagen stark einbrechen. Aufgrund der mangelnden Risikobereitschaft in Wettbewerbssituationen und des Vermeidens von Situationen, in denen Niederlagen möglich wären, kann der berufliche Erfolg auch sehr gering sein. Die Patienten können einerseits aufgrund der Gefühle von Scham und Demütigung depressive, im Zuge von anhaltenden Perioden der Großartigkeit jedoch auch hypomane Stimmungen entwickeln (DSM-IV, 1996, S. 745).

Die Narzisstische Persönlichkeitsstörung taucht im ICD-10-System lediglich im Anhang auf, da sich ihr Konzept als nicht kulturunabhängig, und die diagnostischen Kriterien, wie sie im DSM-III (1984) formuliert waren, als nicht ausreichend reliabel herausstellten. Inzwischen konnte jedoch anhand standardisierter Untersuchungsinstrumente eine ausreichende Reliabilität erreicht werden (Herpertz & Wenning 2003; vgl. Cooper & Ronningstam, 1992). Einige Merkmale der Narzisstischen Persönlichkeitsstörung des DSM-IV sind im ICD-10 der Paranoiden Persönlichkeitsstörung zugeordnet.

1.2.4.3 Persönlichkeitsstörungen des Cluster C

1.2.4.3.1 Die Vermeidend-Selbstunsichere Persönlichkeitsstörung 301.82 (F60.6)

Hauptmerkmal der Vermeidend-Selbstunsicheren Persönlichkeitsstörung ist ein Muster aus sozialer Gehemmtheit, Insuffizienzgefühlen und einer Überempfindlichkeit gegenüber negativer Bewertung (DSM-IV, 1996, S. 747). Die betroffenen Personen sehnen sich nach zwischenmenschlicher Nähe und Sicherheit, vermeiden jedoch enge Beziehungen, um keine Zurückweisung zu erfahren (Fiedler, 2007, S. 210). Sie zeigen meist ein sehr hohes Aufmerksamkeitsniveau im zwischenmenschlichen Kontakt um potenzielle Gefahren zu erkennen und Blamagen zu vermeiden (vgl. Wälte 2003). Die Betroffenen haben eine geringe Selbstachtung und erfahren sich selbst als sozial unbeholfen, minderwertig und unattraktiv im Vergleich zu anderen. Obwohl sie sich nach sozialer Nähe und Anerkennung sehnen, meiden sie häufig soziale Kontakte, da sie erwarten, abgelehnt zu werden. Von anderen werden sie oft als „schüchtern“ oder „ängstlich“ beschrieben sowie als „einsam“ und „isoliert“ (DSM-IV 1996, S. 748).

Im DSM-IV-System wird bei der Operationalisierung dieser Störung mehr Wert auf das vermeidende Verhalten dieser Personen gelegt, wohingegen das ICD-10-System vor allem den Aspekt der Unsicherheit betont. Dementsprechend ist sie im ICD-10 auch als Selbstunsichere Persönlichkeitsstörung bezeichnet.

Patienten mit einer Vermeidend-Selbstunsicheren Persönlichkeitsstörung haben ein erhöhtes Risiko für die Entwicklung weiterer psychiatrischer Erkrankungen. Die häufigsten zusätzlichen Diagnosen sind affektive Störungen und Angststörungen.

1.2.4.3.2 Die Dependente Persönlichkeitsstörung 301.6 (F60.7)

Die Dependente Persönlichkeitsstörung zeichnet sich aus durch ein übermäßiges Bedürfnis der Betroffenen nach Fürsorge und Unterstützung durch andere. Es kommt zu einem unterwürfigen und klammernden Verhalten. Die Patienten leiden unter massiven Trennungsängsten. Diese Verhaltensweisen gehen auf das Selbstkonzept der Personen zurück, die sich als unselbstständig und ohne die Hilfe anderer als nicht lebensfähig erfahren. Menschen mit einer Dependenten Persönlichkeitsstörung übernehmen keine Verantwortung für sich selbst, sondern brauchen andere Personen, die ihnen wichtige Entscheidungen abnehmen. Der Partner wird meist in der Funktion der Versorgung, Hilfestellung und Schutzgewährung wahrgenommen (Herpertz & Wenning 2003). Um ein Verlassenwerden zu vermeiden sind die Betroffenen sehr nachgiebig, ordnen eigene Bedürfnisse denen des Partners unter und vermeiden Konflikte. Die berufliche Leistungsfähigkeit kann beeinträchtigt sein, wenn Selbstständigkeit gefordert wird. Sie meiden verantwortungsvolle Positionen und Situationen in denen selbstständig Entscheidungen getroffen werden müssen (DSM-IV 1996, S. 753).

1.2.4.3.3 Die Zwanghafte Persönlichkeitsstörung 301.4 (F60.5)

Die Hauptmerkmale der Zwanghaften Persönlichkeitsstörung sind eine übermäßig starke Beschäftigung mit Ordnung und Perfektion, eine überhöhte Gewissenhaftigkeit, Normentreue und Rigidität sowie starke psychische und zwischenmenschliche Kontrolle. Diese Verhaltensweisen gehen auf Kosten der Flexibilität, Aufgeschlossenheit und Effizienz (DSM-IV, 1996, S. 755ff) der Betroffenen.

Patienten mit einer Zwanghaften Persönlichkeitsstörung fällt es häufig schwer, Gefühle zu äußern, und sie drücken diese nur auf sehr kontrollierte oder umständliche Weise aus. In Gegenwart sehr emotionaler Menschen fühlen sie sich unwohl. Es fällt ihnen äußerst schwer und nimmt für sie viel Zeit in Anspruch, Entscheidungen zu treffen, wenn keine festen Regeln oder Verfahrensweisen vorgegeben sind, die befolgt werden könnten. Sie verlangen die strenge Einhaltung von Normen und Regeln nicht nur sich selber ab, sondern fordern dies auch von ihren Mitmenschen. Für ihre große Verlässlichkeit, Einsatzbereitschaft, Gründlichkeit und Genauigkeit werden sie zwar von anderen geschätzt, häufig wird aber ihre Rigidität und mangelnde Spontaneität sowie der anhedonistische Lebensstil als störend empfunden. Das übertriebene Streben nach Perfektion kann zu erheblichen beruflichen Problemen führen, da Aufgaben nicht mehr rechtzeitig oder gar nicht beendet werden können. Die Zwanghafte Persönlichkeitsstörung des DSM-IV-Systems wird im ICD-10-System als Anankastische Persönlichkeitsstörung bezeichnet. Die diagnostischen Kriterien entsprechen sich weitgehend. Wichtig ist die Abgrenzung der Zwanghaften Persönlichkeitsstörung von Zwangsstörungen, die im ICD-10 den Neurotischen und im DSM-IV den Angststörungen zugeordnet werden.

1.2.4.4 Nicht näher bezeichnete Persönlichkeitsstörung 301.9 (F60.9)

Neben den genannten spezifischen Persönlichkeitsstörungen ist im DSM-IV-System die Möglichkeit der Diagnose einer „Nicht näher bezeichneten" Persönlichkeitsstörung vorgesehen. Hierunter werden solche Störungen der Persönlichkeitsfunktionen gefasst, die zwar die allgemeinen Kriterien einer Persönlichkeitsstörung erfüllen, aber nicht die Kriterien einer der spezifischen Persönlichkeitsstörungen. Beispielhaft hierfür wäre das Vorliegen von Merkmalen mehrerer spezifischer Persönlichkeitsstörungen, das zwar zu klinisch bedeutsamen Leiden und Beeinträchtigungen in zumindest einem wichtigen Funktionsbereich (z. B. sozial oder beruflich) führt, ohne aber die Kriterien für eine einzelne Persönlichkeitsstörung vollständig zu erfüllen („gemischte Persönlichkeit"). Dieser Kategorie zugeordnet werden auch die Fälle, in denen dem Untersucher eine spezifische Persönlichkeitsstörung diagnostisch zutreffend erscheint, die nicht in der vorliegenden Klassifikation enthalten ist (DSM-IV 1996 S. 760).

1.2.4.5 Persönlichkeitsstörungen aus dem Anhang des DSM-IV

1.2.4.5.1 Die Depressive Persönlichkeitsstörung

Hauptmerkmal der Depressiven Persönlichkeitsstörung ist ein durchgängiges Muster aus depressiven Kognitionen und Verhaltensweisen, die ein beständiges Gefühl der Niedergeschlagenheit, der Trübsinnigkeit, der Unbehaglichkeit, der Freudlosigkeit und des Unglücklichseins einschließen (DSM-IV 1996, S. 821ff). Die betroffenen Personen werden von anderen als pessimistisch beschrieben, sie sind unfähig zu genießen und meinen es nicht verdient zu haben glücklich zu sein. Sie neigen zum Grübeln und kreisen ständig um ihre negativen und hoffnungslosen Gedanken. Zusätzlich haben sie meist eine sehr geringe Selbstachtung und sehen nur ihre Unzulänglichkeiten. Sie erscheinen still, introvertiert, passiv und wenig durchsetzungsfähig.

Betroffene Personen können prädisponiert sein, eine Dysthyme Störung oder Major Depression zu entwickeln. Diskutiert wird auch, ob die Depressive Persönlichkeitsstörung, eine früh einsetzende beständige Variante der Depressiven Störungen darstellt (DSM-IV 1996, S. 822).

1.2.4.5.2 Die Passiv-aggressive Persönlichkeitsstörung (Negativistische Persönlichkeitsstörung)

Personen mit einer Passiv-aggressiven Persönlichkeitsstörung zeichnen sich durch negativistische Einstellungen und passiven Widerstand gegenüber Forderungen aus, wobei diese

Forderungen jedoch in der Regel durchaus berechtigt sind. Sie sehen für alles den schlechtmöglichsten Ausgang voraus. Sie leisten Widerstand vor allem gegenüber Autoritätspersonen, der sich in Verzögerungstaktiken, Vergesslichkeit, Eigensinnigkeit oder absichtlicher Untüchtigkeit äußert. Sie fühlen sich vom Leben benachteiligt, betrogen und von anderen unverstanden und tendieren dazu anderen die Schuld für auftretende Probleme zuzuweisen. Weiterhin charakteristisch sind neidisches Verhalten auf erfolgreiche Kollegen sowie reizbares, ungeduldiges und streitsüchtiges Verhalten (DSM-IV 1996, S. 823 ff).

1.2.5 Prävalenz von Persönlichkeitsstörungen

1.2.5.1 Prävalenz in der Allgemeinbevölkerung

Die Prävalenz von Persönlichkeitsstörungen in der Allgemeinbevölkerung wird zumeist zwischen 3-10 % angegeben (Reich et al. 1989; Zimmermann et al. 1990; Maier et al. 1992). Diese Zahlen differieren erheblich je nach betrachteter Studie. In psychiatrischen Populationen ist die Prävalenzrate mit 40-60 % wesentlich höher als in der Allgemeinbevölkerung. Eine Übersicht der wesentlichen Studien und der darin gefundenen Prävalenzraten findet sich bei Fiedler (2007, S.280ff).

Hinsichtlich der Gesamtprävalenz von Persönlichkeitsstörungen zeigt sich keine Geschlechtspräferenz. Geschlechtsspezifische Unterschiede finden sich jedoch hinsichtlich der Verteilung der einzelnen Persönlichkeitsstörungen. Persönlichkeitsstörungen finden sich vermehrt in der Stadt sowie in sozial schwächeren Schichten (Herpertz & Saß 2003).

Reich et al. (1989) sowie Zimmermann et al. (1990) fanden in ihren Studien zur unbehandelten Prävalenz als häufigste Störungsbilder die Schizotypische, die Dependente und die Zwanghafte Persönlichkeitsstörung. Maier et al. (1992) kamen bei einer zwar insgesamt niedrigeren Prävalenz zu ähnlichen Ergebnissen, berichteten aber zusätzlich noch von einer hohen Prävalenz der Passiv-aggressiven Persönlichkeitsstörung.

In der von Loranger et al. (1994) im Auftrag der WHO durchgeführten Untersuchung zur behandelten Prävalenz fanden sich bei der Borderline-Persönlichkeitsstörung (14,5-14,9 %), der Vermeidend-Selbstunsicheren Persönlichkeitsstörung (11-15,2 %), der Histrionischen (4,3-7,1 %) und der Dependenten Persönlichkeitsstörung (4,5-4,6 %) die höchsten Prävalenzraten. Fydrich und Schmitz (1995) fanden als häufigste Störungsbilder die Selbstunsichere und die Dependente Persönlichkeitsstörung. Es ist jedoch zu beachten, dass Loranger et al. ambulant und stationär behandelte psychiatrische Patienten untersuchten, wogegen es sich bei Fydrich und Schmitz um Patienten einer Psychosomatischen Fachklinik handelte, so dass die Unterschiede der Ergebnisse vermutlich auch auf Gruppenunterschiede zurückzuführen sind.

1.2.5.2 Prävalenz bei Straftätern

In einer systematischen Übersicht über 62 Studien bei 22.790 Strafgefangenen in 12 westlichen Ländern wurde bei 65 % der männlichen und 42 % der weiblichen Inhaftierten eine Persönlichkeitsstörung diagnostiziert (Fazel & Danesh 2002). In einer repräsentativen Stichprobe von 90 Strafgefangenen im offenen Strafvollzug in Deutschland fanden Frädrich & Pfäfflin (2000) eine Prävalenzrate der Persönlichkeitsstörungen von 50 %. Dabei war die Antisoziale Persönlichkeitsstörung erwartungsgemäß am häufigsten vertreten, nämlich bei 36,7 % der untersuchten Strafgefangenen, wogegen eine Persönlichkeitsstörung vom Cluster A nur bei 22,2 % und eine Borderline-Persönlichkeitsstörung nur bei 3,3 % der Strafgefangenen festzustellen war. Bei den gemäß § 63 StGB im Psychiatrischen Maßregelvollzug untergebrachten Rechtsbrechern machen Persönlichkeitsstörungen ebenfalls mit etwa 50 % der Hauptdiagnosen den größten Anteil aus (Leygraf 2004).

1.2.6 Diagnostik von Persönlichkeitsstörungen

1.2.6.1 Klinische Diagnostik

Obwohl die Kriterien für die Diagnose einer Persönlichkeitsstörung durch das DSM-IV und ICD-10- System operationalisiert wurden, ließ sich erst mit der Entwicklung spezifischer Diagnostikinstrumente eine bessere Reliabilität der Diagnosen erreichen. Es stehen zahlreiche unterschiedliche Instrumente zur Verfügung, wie beispielsweise Selbstbeurteilungsbögen, Checklisten, strukturierte oder standardisierte Interviews (Überblick s. Bronisch 2003, S.11). Diese Instrumente beziehen ihre Informationen zum Teil vom Patienten selber (z. B. Selbstbeurteilungsbögen) oder aus anderen Quellen, wie Angaben der Angehörigen oder die bisherige Krankengeschichte.

Im klinischen Alltag werden Persönlichkeitsstörungen im Allgemeinen in Anlehnung an die diagnostischen Kriterien des DSM-IV bzw. ICD-10 diagnostiziert. Diese Klassifikationssysteme gehen jedoch beide von einem kategorialen Ansatz aus, so dass bei der Diagnosestellung immer wieder kategoriale Grenzfälle entstehen, die sich kaum einer einzelnen Diagnose zuordnen lassen. Weiterhin ist das häufige Vorkommen von Mehrfachdiagnosen zu beachten, wobei sich die einzelnen Störungen eines Patienten oft über die Cluster-Einteilung des DSM-IV erstrecken (Bronisch, 2003, S.9).

Das von Becker (2003) entwickelte Trierer Integrierte Persönlichkeitsinventar (TIPI), das sich auf dem 4PX-Faktoren-Modell begründet, stellt einen objektiv auswertbaren Test zur dimensionalen Diagnostik der Persönlichkeit dar. Damit könnte ein Untersuchungsinstrument zur Verfügung stehen, welches dem Arzt ein differenziertes Bild der Persönlichkeit des Patienten liefert. Mit Hilfe dieses Testverfahrens kann die Persönlichkeit des Patienten mit seinen Abweichungen zur Allgemeinbevölkerung umfassend dargestellt werden. Zudem wird mit dem TIPI das Ausmaß dieser Abweichungen erfasst. Dieses differenzierte Bild der Persönlichkeit des Patienten könnte spezifischere und neue therapeutische Interventionsmöglichkeiten eröffnen. Der behandelnde Therapeut kann sowohl Defizite als auch vorhandene Ressourcen des Patienten erfassen. Er kann erkennen wo es für den Patienten sinnvoll ist, neue Verhaltensweisen oder Bewältigungsstrategien zu lernen, um ihn im Alltag zu entlasten bzw. die Einschränkungen, die er durch seine Störung erfährt zu vermindern. Bereits vorhandene Ressourcen des Patienten können im Rahmen der Therapie gezielt gefördert und ausgebaut werden.

Nachfolgend sollen das in dieser Untersuchung genutzte Erhebungsinstrument zur Diagnostik der Persönlichkeitsstörungen (Strukturiertes Klinisches Interview für DSM-IV, Achse–II; SKID-II) sowie das Trierer Integrierter Persönlichkeitsinventar (TIPI) kurz beschrieben werden.

1.2.6.2 Das Strukturierte Klinische Interview für DSM-IV, Achse-II

Das Strukturierte Klinische Interview für DSM-IV, Achse –II (SKID-II) ist ein zweistufiges Verfahren zur Diagnostik der zehn spezifischen aufgeführten Persönlichkeitsstörungen der Achse-II des DSM-IV, sowie der zwei in dessen Anhang aufgeführten. Das SKID-II wurde seit 1983 unter der Leitung von Robert Spitzer im New York State Psychiatric Institute entwickelt und sollte ein Standardinstrument zur validen und reliablen Diagnostik von DSM-III Diagnosen werden. Die Reliabilität des Instruments wurde in verschiedenen klinischen und nicht klinischen Gruppen ermittelt (Williams et al. 1992). Nach Erscheinen des DSM-IV erfolgte eine Überarbeitung des SKID-II durch eine internationale Arbeitsgruppe (Saß et al. 1996, Wittchen et al. 1997).

Das SKID-II für Persönlichkeitsstörungen wird im klinischen Alltag vor allem zur Routinediagnostik und Dokumentation angewandt, um bei der Aufnahme eines Patienten sicherzustellen, dass alle wesentlichen Achse-II-Störungen diagnostiziert und beurteilt werden. Ein weiterer Anwendungsbereich ist der Einsatz bei Studien zur Auswahl einer bestimmten Patientenpopulation. Das SKID-II wurde bezüglich seiner Anwendbarkeit, Reliabilität und Effizienz ausführlich für das DSM-III-R untersucht (s. Williams et al. 1992). Für das DSM-IV liegen zwar nur wenige Studien vor, es ist jedoch weiterhin von befriedigenden psychometrischen Eigenschaften auszugehen, da die Veränderungen im DSM-IV nur gering sind.

Bei der Durchführung des SKID-II erhält der Proband zunächst einen Fragebogen, in dem die diagnostischen Kriterien der Persönlichkeitsstörungen nach DSM-IV in Frageform vorgegeben werden. Der Proband beantwortet die Fragen mit „Ja" oder „Nein". Dieser Fragebogen wird als Screening für die Merkmale der erfassten Persönlichkeitsstörungen verwendet, nicht zutreffende Kriterien werden hier bereits aussortiert. Im Anschluss daran wird ein strukturiertes Interview durchgeführt, das sich gezielt mit den Inhalten der Fragen beschäftigt, die im Fragebogen als zutreffend angegeben wurden. Auch die Fragen im Interview beziehen sich direkt auf die DSM-IV-Kriterien. Die Probanden sind vor Beginn der Untersuchung ausdrücklich darauf hinzuweisen, dass sie sich bei der Beantwortung der Fragen sowohl im Fragebogen als auch im Interview auf die letzten fünf bis zehn Jahre zu beziehen haben und nicht nur auf die letzten Tage oder Wochen. Je nach Patient und in Abhängigkeit von der Anzahl der mit „Ja" beantworteten Items im Fragebogen dauert das Interview zwischen einigen Minuten bis zu einer Stunde. Die durchschnittliche Dauer beträgt ca. 30 Minuten.

Nach Abschluss des Interviews bewertet der Untersucher, ob einzelne Kriterien qualitativ und quantitativ der im DSM-IV vorgegebenen Form entsprechen. Sind ausreichend Kriterien einer bestimmten Persönlichkeitsstörung erfüllt, kann die entsprechende Diagnose gestellt werden. Werden bei keiner bestimmten Persönlichkeitsstörung die Cut-Off-Werte überschritten, liegen aber dennoch die allgemeinen Kriterien einer Persönlichkeitsstörung vor, kann die Diagnose einer nicht näher bezeichneten Persönlichkeitsstörung gestellt werden.

1.2.6.3 Das Trierer Integrierte Persönlichkeitsinventar

Beim Trierer Integrierten Persönlichkeitsinventar (TIPI) handelt es sich um einen objektiv auswertbaren, mehrdimensionalen Persönlichkeitsfragebogen zur umfassenden und facettenreichen Diagnostik der „normalen" und der „gestörten" Persönlichkeit Erwachsener (Becker 2003). Bisher lässt es sich in einem Altersbereich ab 17 Jahren anwenden. Für jüngere Personen liegen noch keine Untersuchungen vor.

Es kann sowohl in einer Computer- als auch in einer Bleistiftversion verwendet werden. In dieser Untersuchung wurde ausschließlich die Bleistiftversion verwendet. Das TIPI umfasst 254 Items, anhand derer die Big Four auf der Ebene von vier Globalskalen (Domänenskalen) sowie auf der Ebene von 34 Primärskalen (Facettenskalen) gemessen werden. Die Globalskalen entsprechen den Faktoren ‚Neurotizismus/geringe seelische Gesundheit', ‚Extraversion/Offenheit', ‚Unverträglichkeit', ‚Gewissenhaftigkeit/Kontrolliertheit'. Sie gehen auf das faktorenanalytisch begründete Vier-Plus-X-Faktoren-Modell der Persönlichkeit zurück (siehe Kapitel 1.1.2) und stellen vier breite, gut replizierbare Persönlichkeitsdimensionen dar. Das TIPI ist nach dem ordinalen eindimensionalen Rasch-Modell konstruiert und wird wegen psychometrischer Vorteile standardmäßig auch nach diesem Modell ausgewertet. Die Testergebnisse werden dementsprechend als T-transformierte Personenparameter in Profilform dargestellt. Der Test ermöglicht jedoch auch eine Auswertung nach der klassischen Testtheorie (zur genaueren Auswertung anhand von Skalensummenscores siehe Becker 2003, S.45).

Die einzelnen Skalen des TIPI genügen alle den testtheoretischen Anforderungen des ordinalen Rasch-Modells und verfügen über befriedigende bis sehr gute Reliabilitäten sowohl nach dem Rasch-Modell als auch nach der klassischen Testtheorie. Zusätzlich verfügt es über hohe Retest-Reliabilitäten, gemessen über einen Zeitraum von einem Jahr (Einzelheiten zu den Testgütekriterien siehe Becker 2003, S.49ff). Die Dauer des Testes beträgt etwa 30 bis 45 Minuten.

Die einzelnen Items des TIPI sind so aufgebaut, dass jeweils eine prototypische Situation (z. B. „Unter sehr vielen Menschen“) mit einer prototypischen Reaktion (z. B. „fühle ich mich richtig wohl“) verknüpft wird. Der Proband soll sich bei jeder vorgegebenen Situation vorstellen, diese in einem längeren Zeitraum (Wochen, Monate oder Jahre) fünfmal zu erleben. Anschließend muss er angeben, in wie vielen dieser Fälle er in der beschriebenen Weise reagieren würde. Die Antwortmöglichkeiten reichen von „in keinem von fünf Fällen“ bis zu „in fünf von fünf Fällen“.

Diese Konzeption geht von der Grundannahme aus, dass sich Unterschiede im Ausprägungsgrad einer Persönlichkeitseigenschaft in unterschiedlichen Wahrscheinlichkeiten für das Auftreten der prototypischen Reaktion in der prototypischen Situation zeigen. Dabei wird unter einer Persönlichkeitseigenschaft ein bestimmtes relativ stabiles Muster des Verhaltens und Erlebens verstanden, das sich in bestimmten prototypischen Situationen mit einer bestimmten Wahrscheinlichkeit manifestiert (Becker 2003, S.12).

Im TIPI wurden für jede zu erfassende Eigenschaft prototypische Situationen entwickelt und prototypische Reaktionen ausgewählt. Zur genaueren Generierung und Auswahl der Items siehe „Manual des Trierer Integrierten Persönlichkeitsinventars“ (Becker 2003, S.12). Die einzelnen Items werden den Facettenskalen zugeordnet. Diese laden unterschiedlich hoch auf die vier übergeordneten Globalskalen. Alle zu einer Skala gehörenden Items sind in eine einheitliche Richtung geschlüsselt. Dies schafft günstige Voraussetzungen für die Auswertung mittels des ordinalen Rasch-Modells (Rost, 1996). Tabelle 1 gibt einen Überblick über die vier Globalskalen des TIPI mit den dazugehörigen Primärskalen und Itemzahlen pro Skala. Die ersten drei Items im Fragebogen dienen ausschließlich der Gewöhnung an den Fragentyp und gehen nicht in die Auswertung ein. Für die Interpretation der erhobenen Daten können geschlechts- und altersspezifische Normdaten verwendet werden.

Tabelle 1: Vier Globalskalen des TIPI mit den dazugehörigen Primärskalen, den Skalenkürzeln und der Anzahl Items pro Skala (Becker 2003)

Skala	Skalenkürzel	Anzahl Items pro Skala
Neurotizismus vs. seelische Gesundheit	N	48
Ablehnungssensibilität	AS	7
Grübeln	GRU	6
Unselbstständigkeit	UNS	6
Ungerechtigkeitsgefühl	UNG	6
Körperliche Beschwerden	KB	8
Nachgiebigkeit	NAG	6
Konzentrationsstörungen	KOS	6
Starke Gefühlsschwankungen	STG	6
Verlassensangst	VA	7
Suizidalität	SUI	6
Nachtragendsein	NAT	8
Verbale Aggressivität	VAG	7
Magisches Denken	MAD	7
Gehemmte Gefühle	GG	8
Selbstvertrauen	SVT	9
Extraversion/Offenheit	E/O	31
Geselligkeit	GES	7
Offenheit für Neues	ON	7
Fröhlichkeit	FRO	9
Streben nach Aufmerksamkeit	SA	7
Tatendrang	TAT	9
Hedonismus	HED	8
Risikobereitschaft	RB	7
Geldausgeben	GAU	6
Selbstbehauptung	SB	9
Unverträglichkeit	U	26
Gewissenlosigkeit	GEW	8
Rechthaberische Arroganz	RA	8
Falschheit/Manipulativität	FAL	6
Misstrauen	MIS	9
Gewalttätigkeit	GWA	14
Einfühlsamkeit	EIN	8
Gewissenhaftigkeit/Kontrolliertheit	G/K	21
Ausdauer/Sorgfalt	AD	7
Planung	PLA	5
Ordnungsstreben	OS	7
Arbeitsorientierung/Arbeitssucht	AO	8

Die in dieser Untersuchung verwendete TIPI-Version 4 ist die vorläufige Endfassung dieses über Jahre entwickelten Instrumentes. Die Entwicklung über drei Vorläuferversionen orientierte sich an bestimmten Leitlinien und Kriterien (Becker 2003, S. 40ff). Die Vorläufer des TIPI wurden noch nach der klassischen Testtheorie konzipiert. Man konzentrierte sich zunächst auf die Erfassung der beiden Persönlichkeitsdimensionen „Seelische Gesundheit" und „Verhaltenskontrolle". Es wurden der Trierer Persönlichkeitsfragebogen (TPF; Becker 1989) sowie das Trierer Inventar zur Verhaltenskontrolle (TIV; Becker 1995,

1999, 2000) entwickelt. Da diese beiden Verfahren jedoch nur einen kleinen Bereich der Gesamtpersönlichkeit eines Menschen erfassen, wurde ein umfangreicherer Fragebogen, die TIPI-Version 1, entwickelt. Dieser bestand aus 486 Items in 42+3 Skalen. Die drei Zusatzskalen, bei denen es sich um eine ‚Lügentendenz'-, eine ‚Religiositäts'-, sowie eine ‚Vertrauen in den Psychologen und Psychotherapeuten' -Skala handelte, sollten vor allem für den klinischen Bereich von Nutzen sein. Sie wurden später jedoch aus testökonomischen Gründen nicht weiter verwendet. Aus der Auswertung der TIPI-Version 1 ergab sich eine vierfaktorielle Lösung mit den Faktoren Neurotizismus, Extraversion/Offenheit, Unverträglichkeit und Gewissenhaftigkeit/Kontrolliertheit.

Für die TIPI-Version 2 wurden alle Items noch einmal neu entwickelt und formuliert. Es wurden von 40 Studenten in einem Seminar zur Testentwicklung insgesamt 529 Items entwickelt, die für die TIPI-Version 2 verwendet wurden (Becker 2003, S.43). Diese Version wurde an 301 Personen getestet. Ausgehend von diesen Ergebnissen wurde eine Version mit 34 Skalen und 275 Items konstruiert, welche dem ordinalen Rasch-Modell oder einer restriktiveren Variante desselben genügte. Diese Version musste noch einmal um 13 neu konstruierte Items zur TIPI-Version 3 verändert werden, da die beiden Skalen „Gewalttätigkeit" und „Suizidalität" keine befriedigenden Reliabilitäten aufwiesen. Die TIPI-Version 3 wurde an der in Kap. 3.1.3 beschriebenen Eichstichprobe getestet und im Rahmen dieser Testung wurden kleine Veränderungen in einigen Skalen vorgenommen, so dass schließlich die hier verwendete TIPI-Version 4 mit 38 Skalen und 254 Items entstand. Die Items wurden nach möglichst hohen Reliabilitäten der Skalen, möglichst geringer Itemanzahl pro Skala, Geordnetheit der Schwellen sowie guten Q-Indices ausgewählt (Becker 2003, S.44). 14 der 34 Skalen aus der TIPI-Version 3 konnten unverändert übernommen werden, 18 der Skalen konnten um bis zu vier Items verkürzt werden. Die Skalen „Gewalttätigkeit" und „Suizidalität" wurden unter Hinzunahme neuer Items noch einmal überarbeitet.

2 Ziel der Untersuchung

In vorliegender Arbeit soll ein Beitrag zur Beantwortung der folgenden Fragestellungen geleistet werden:

1. Wie stellen sich persönlichkeitsgestörte Patienten einer Psychotherapiestation im Vergleich zu Menschen aus der Allgemeinbevölkerung im Trierer Integrierten Persönlichkeitsinventar dar?

2. Wie unterscheiden sich persönlichkeitsgestörte Patienten aus dem Maßregelvollzug im Vergleich zu Menschen aus der Allgemeinbevölkerung im Trierer Integrierten Persönlichkeitsinventar?

3. Wie stellen sich die einzelnen DSM-IV Cluster der Persönlichkeitsstörungen im Trierer Integrierten Persönlichkeitsinventar dar?

4. Welche Unterschiede in der Persönlichkeit (entsprechend dem DSM-IV Cluster sowie dem Trierer Integrierten Persönlichkeitsinventar) zeigen sich bei Patienten aus dem Maßregelvollzug je nach Deliktkategorie?

5. Welche Einsatzmöglichkeiten im klinisch-psychiatrischen und forensischen Bereich bietet das TIPI?

3 Material und Methoden

Im Rahmen der vorliegenden Untersuchung wurden 74 stationär behandelte psychiatrische Patienten mit der Diagnose einer Persönlichkeitsstörung mit Hilfe des SKID-II und des Trierer Integrierten Persönlichkeitsinventars untersucht. Die Untersuchungsgruppe teilte sich in zwei Stichproben (n = 22 bzw. 52) auf, die mit einer normierten Eichstichprobe verglichen wurden. Die Patienten beider Stichproben verfügten über gute Kenntnisse der deutschen Sprache und hinreichende Lesefähigkeiten, um das Trierer Integrierte Persönlichkeitsinventar (TIPI) auszufüllen. Die Untersuchung fand im Zeitraum von März 2004 bis Oktober 2004 in Aachen sowie im März 2005 in Lippstadt/Eickelborn statt.

3.1 Stichprobenbeschreibung

3.1.1 Patienten der Psychotherapiestation der Klinik für Psychiatrie und Psychotherapie des Universitätsklinikums der RWTH Aachen

Bei der Psychotherapiestation des Universitätsklinikums der RWTH Aachen handelte es sich um eine Station mit 16 Betten, auf die Patientinnen und Patienten mit Persönlichkeitsstörungen, Verhaltensstörungen, Essstörungen sowie psychosomatischen Erkrankungen aufgenommen wurden. Die Therapieangebote basierten auf einem verhaltenstherapeutischen Behandlungskonzept und beinhalteten Verhaltenstherapie, soziales Kompetenztraining, Skillstraining (im Rahmen einer dialektisch-behavioralen Therapie), interaktionell ausgerichtete Gesprächsgruppen, Gestaltungs- und Kunsttherapie, Expositionsübungen, Körpertherapie sowie eine medikamentöse Behandlung. Die Aufenthaltsdauer betrug im Allgemeinen mehrere Wochen bis einige Monate.

Die erste Stichprobe (n = 22) setzte sich aus Patienten zusammen, die in den Monaten März 2004 – Oktober 2004 auf diese Station mit der Diagnose einer Persönlichkeitsstörung (F60-F69 ICD-10) aufgenommen wurden. Die Patienten waren freiwillig zu einer mehrwöchigen stationären Psychotherapie aufgenommen worden. Laut klinischer Beurteilung verfügten alle Patienten über eine hinreichende Intelligenz (mindestens im unteren Durchschnittsbereich). Bei keinem Patienten lag die zusätzliche Diagnose einer schizophrenen Störung (F20-F29 ICD-10) oder einer organischen psychischen Störung (F00-F09 ICD-10) vor.

Diese Stichprobe, die im weiteren Verlauf zur Vereinfachung ‚Stichprobe Aachen' genannt werden soll, setzt sich aus 17 weiblichen sowie 5 männlichen Patienten im Alter von 18 bis 53 Jahren zusammen (Mittelwert = 32.1, Median = 29.5, SD = 11.4).

3.1.2 Patienten der Abteilung III Psycho- und Soziotherapie des Westfälischen Zentrums für Forensische Psychiatrie Lippstadt-Eickelborn

Das Westfälische Zentrum für Forensische Psychiatrie in Lippstadt-Eickelborn ist die zentrale Einrichtung für den psychiatrischen Maßregelvollzug gemäß § 63 StGB innerhalb des Landschaftsverbandes Westfalen-Lippe. In der Abteilung III für Psycho- und Soziotherapie sind vorwiegend Patienten mit schweren Persönlichkeitsstörungen untergebracht. Die Abteilung beinhaltet für etwa 125 Patienten acht Stationen, die in Wohngruppen organisiert sind. Je nach Erfordernissen der Unterbringung ist sie in zwei Sicherungsstufen unterteilt. Die zentrale Behandlung beinhaltet eine Sozio- und Milieutherapie, welche durch Vermittlung von Normen und Werten dem Patienten helfen soll, nach seiner Entlassung straffrei zu leben. In Abhängigkeit von den unterschiedlichen und häufig kombinierten Störungen der Patienten existieren zahlreiche weitere Therapieangebote, darunter beispielsweise eine psychotherapeutische Gruppe für Sexualstraftäter.

Zum Untersuchungszeitpunkt (März 2005) befanden sich in dieser Abteilung 104 Patienten, bei denen neben der Diagnose einer Persönlichkeitsstörung (F60-F69 ICD-10) keine zusätzliche Diagnose einer schizophrenen Störung (F20-F29 ICD-10) oder einer organischen psychischen Störung (F00-F09 ICD-10) vorlag. Zudem verfügten diese Patienten über eine zumindest im unteren Durchschnittsbereich liegende Intelligenz. Aus dieser Gesamtgruppe wurde in alphabetischer Reihenfolge jeder zweite Patient (n = 52) ausgewählt. acht dieser Patienten wollten nicht an der Untersuchung teilnehmen. Für diese wurden als Ersatz von den nicht ausgewählten Patienten acht Patienten ausgewählt, die nach Alter, Delikt und Unterbringungsdauer der „Verweigergruppe" parallelisiert waren. Diese acht Patienten waren sämtlich mit einer Teilnahme einverstanden. Die Patienten der im Folgenden als ‚Stichprobe Lippstadt' bezeichneten Gruppe (n = 52) waren zwischen 22 und 70 Jahren alt (Mittelwert = 36.9, Median = 37, SD = 10.3). Bei diesen Patienten war bereits bei Aufnahme in den Maßregelvollzug eine ausführliche Persönlichkeitsdiagnostik mittels SKID-II erfolgt.

3.1.3 Vergleichsgruppe

Bei der verwendeten Vergleichsgruppe handelt es sich um die Normierungsstichprobe des TIPI. Sie wurde auf folgendem Weg im Zeitraum von Herbst 2000 bis Frühjahr 2001 rekrutiert: Die Personen wurden nach dem Zufallsprinzip aus dem Telefonregister ausgewählt und telefonisch gefragt, ob sie zur Teilnahme an der Untersuchung bereit wären. Es wurde ihnen eine Aufwandsentschädigung in Höhe von 10,- DM angeboten. 51% der kontaktierten Personen erklärten sich zur Teilnahme bereit und erhielten das TIPI per Post mit einem frankierten Rückumschlag zugeschickt. Die Stichprobe setzte sich aus 1.026 Personen zusammen, darunter befanden sich 518 Frauen, 507 Männer und eine fehlende Angabe. Das Alter reichte von 17 bis 87 Jahren (M = 41.3; SD = 14.9). Die Eichstichprobe kann als repräsentativ für den Teil der Erwachsenen-Bevölkerung Deutschlands angesehen werden, der über hinreichende Sprach- und Lesekenntnisse verfügt, um das TIPI auszufüllen. Eine ausführlichere Beschreibung über die Art der Rekrutierung sowie über die Zusammensetzung der Eichstichprobe findet sich im Manual des Trierer Integrierten Persönlichkeitsinventars (Becker 2003).

3.2 Datenerhebung

Die Patienten der ,Stichprobe Aachen' erhielten zum Aufnahmezeitpunkt auf die Psychotherapiestation eine Mappe, die ihnen entweder vom Pflegepersonal oder der Verfasserin gegeben wurde. In dieser befand sich die Bleistiftversion des TIPI sowie der Fragebogen des SKID-II. Auf dem Deckblatt der Mappe befand sich ein Informationsblatt über die freiwillige Teilnahme und das Ziel dieser Untersuchung. Zusätzlich fand eine persönliche Erläuterung durch die Verfasserin statt. Die Patienten wurden darüber informiert, dass die von ihnen erhobenen Daten nach Durchführung des SKID-II-Interviews anonymisiert werden würden. Innerhalb der ersten zwei Wochen der stationären Therapie wurde mit den Patienten das SKID-II-Interview zur Nachexploration des Fragebogens durch die Verfasserin durchgeführt.

In ähnlicher Weise wurde bei der ,Stichprobe Lippstadt' verfahren. Da bei diesen Patienten jedoch bereits zum Aufnahmezeitpunkt eine ausführliche Persönlichkeitsdiagnostik mittels SKID-II durchgeführt worden war, erhielten diese Patienten eine Mappe, die lediglich die Bleistiftversion des TIPI enthielt. Die Patienten dieser Stichprobe wurden ebenfalls über die freiwillige Teilnahme an der Untersuchung aufgeklärt. Um Antworttendenzen in dieser Gruppe zu vermeiden, durch die sich die Patienten eventuell resultierende Vorteile erhofften (z.B. hinsichtlich der Gewährung von Vollzugslockerungen), wurde den Patienten zugesichert, dass die Ergebnisse ihrer Untersuchung anonymisiert werden und nicht an die zuständigen Therapeuten oder andere Mitarbeiter der Klinik weitergegeben werden. Zudem wurden in dieser Gruppe anhand der Krankenblattunterlagen die aktuelle klinische Hauptdiagnose, das Unterbringungsdelikt, eine zusätzliche zu verbüßende Freiheitsstrafe sowie die bisherige Unterbringungsdauer im Maßregelvollzug erhoben.

Die Probanden beider Stichproben nahmen unentgeltlich an der Untersuchung teil.

3.3 Statistische Auswertung

Die statistische Auswertung erfolgte mit dem Software-Programm SPSS® 12.0, SPSS Inc., Chicago, IL, USA. Nach Beratung durch das Institut für Medizinische Statistik der Universitätsklinik der RWTH Aachen wurde für die Mittelwertsvergleiche der untersuchten Patientengruppen mit den entsprechenden Eichstichproben der U-Test angewandt. Die Vorteile dieses parameterfreien Prüfverfahrens liegen in den geringeren Voraussetzungen, die es an die Verteilung und das Skalenniveau der Variablen stellt. In diesem Prüfverfahren werden die Variablenwerte durch Rangplätze ersetzt, wobei der kleinste Wert den

Rangplatz 1 erhält. Im Gegensatz zum T-Test nach Student setzt das Verfahren keine Normalverteilung der abhängigen Variablen voraus, was häufig bei geringen Stichprobengrößen der Fall sein kann.

Bei Mittelwertsvergleichen der beiden Gesamtstichproben mit den jeweiligen Eichstichproben wurde eine asymptotische Signifikanz (2-seitig) mit einem $p < 0{,}05$ als hinreichend signifikant bewertet, bei Vergleichen einzelner Subgruppen mit den Eichstichproben ein $p < 0{,}01$. Dabei ist generell zu berücksichtigen, dass aufgrund der hohen Fallzahl der Eichstichproben bereits geringgradige Unterschiede ein signifikantes Niveau erreichen können.

4 Ergebnisse

Im Folgenden werden die Ergebnisse der beiden Stichproben ‚Aachen' und ‚Lippstadt' im Einzelnen dargestellt. Hierbei wird zunächst die Verteilung der einzelnen Persönlichkeitsstörungen in der jeweiligen Stichprobe vorgestellt. Im Anschluss werden die Mittelwertsunterschiede im TIPI im Vergleich zur Normstichprobe aufgezeigt.

4.1 Stichprobe Aachen

4.1.1 Verteilung der Persönlichkeitsstörungen

Bei den 22 Patienten der Aachener Stichprobe ließen sich gemäß SKID-II insgesamt 38 spezifische Persönlichkeitsstörungen diagnostizieren (vgl. Tabelle 2). Die Höhe der Gesamtzahl erklärt sich daraus, dass bei einigen Patienten die diagnostischen Kriterien nach DSM-IV für mehr als eine Persönlichkeitsstörung erfüllt waren.

Dabei überwogen mit 39,5 % deutlich die dem Cluster C zugeordneten Persönlichkeitsstörungen. Ebenfalls 39,5 % entfielen auf Störungen, die keinem Cluster zugeordnet sind. Dieser hohe Anteil kam insbesondere durch die Depressiven Persönlichkeitsstörungen mit einem Gesamtanteil von 21,9 % zustande. Auf das Cluster B entfielen 21,1 %, wobei es sich ausschließlich um die Diagnose einer Borderline-Persönlichkeitsstörung handelte. Kein Patient wies eine dem Cluster A zugeordnete Störung auf.

Tabelle 2: Verteilung der spezifischen Persönlichkeitsstörungen der Aachener Stichprobe

Persönlichkeitsstörung	Häufigkeit	Prozentanteil an Diagnosen	Prozentanteil an Fällen
Borderline PS	8	21,1	36,4
Zwanghafte PS	6	15,8	27,3
Selbstunsichere PS	6	15,8	27,3
Dependente PS	3	7,9	13,6
Depressive PS	10	26,3	45,5
Nicht näher bez. PS	5	13,2	22,7
Summe	38	100,0	172,7

4.1.2 TIPI-Mittelwertsunterschiede Aachen - Normstichprobe

Nachfolgend werden die Mittelwerte (M) und Standardabweichungen (SD) der 38 TIPI-Skalen für die ‚Stichprobe Aachen' dargestellt. Die jeweiligen Mittelwerte (hierbei handelt es sich immer um T-Werte) der beiden Stichproben werden mittels des Mann-Whitney-U-Tests auf signifikante Mittelwertsunterschiede geprüft. Da sich in der Eichstichprobe deutliche geschlechtsspezifische Unterschiede gezeigt haben (Becker 2003, S. 86), wurde die für die statistische Auswertung verwendete Kontrollgruppe im Geschlechterverhältnis der Aachener Stichprobe angeglichen. Insgesamt wurden 670 Personen der Eichstichprobe des

TIPI verwendet. Dies waren 518 Frauen und 152 nach dem Zufallsprinzip ausgewählte Männer.

Tabelle 3: Mittelwerte der TIPI-Skalen der Aachener Stichprobe im Vergleich zur Eichstichprobe

TIPI-Skala	Stichprobe Aachen (n = 22)		Eichstichprobe (n = 670)		U-Test	
	M	SD	M	SD	Z	p
Neurotizismus vs. seel. Gesundheit	70,0	14,6	50,4	10,6	-5,280	<0,001
Ablehnungssensibilität	66,0	14,9	50,7	10,6	-5,020	<0,001
Grübeln	63,3	13,4	51,6	10,3	-3,958	<0,001
Unselbstständigkeit	59,5	9,0	50,5	10,5	-3,932	<0,001
Ungerechtigkeitsgefühl	62,6	12,4	49,9	10,4	-3,756	<0,001
Körperliche Beschwerden/ Erschöpfung	64,9	11,5	50,6	10,4	-4,393	<0,001
Nachgiebigkeit/nicht-Neinsagen-können	72,6	18,0	50,3	10,7	-5,213	<0,001
Konzentrationsstörungen	64,0	14,6	50,2	10,3	-4,360	<0,001
Starke Gefühlsschwankungen/ Launenhaftigkeit	69,1	21,1	50,1	10,3	-4,504	<0,001
Verlassensangst	62,9	15,4	49,7	9,9	-4,150	<0,001
Suizidalität	72,1	17,9	50,3	10,4	-5,510	<0,001
Nachtragend sein	51,8	12,3	50,4	10,2	-1,126	ns
Verbale Aggressivität	54,0	11,6	50,2	10,1	-2,538	ns
Magisches Denken	47,6	15,4	50,7	9,8	-1,538	ns
Gehemmte Gefühle	65,1	15,8	49,6	10,1	-4,544	<0,001
Selbstvertrauen	28,1	14,1	49,5	10,2	-5,579	<0,001
Extraversion/ Offenheit	37,5	16,6	49,1	10,1	-2,470	<0,001
Geselligkeit	38,5	18,1	50,3	10,6	-2,828	<0,001
Offenheit für Neues	45,4	16,5	48,5	10,4	-0,085	ns
Fröhlichkeit	34,6	12,9	49,5	9,7	-4,159	<0,001
Streben nach Aufmerksamkeit/ Bewunderung	39,2	19,1	49,3	9,8	-1,561	<0,005
Tatendrang	38,4	14,5	50,2	10,0	-3,338	<0,001
Hedonismus	46,4	13,1	48,5	9,7	-0,348	ns
Risikobereitschaft	49,3	14,3	48,1	10,1	-0,359	ns
Geld ausgeben	50,0	19,6	49,2	10,1	-2,334	ns
Selbstbehauptung	34,6	17,5	49,0	10,7	-3,641	<0,001
Unverträglichkeit	46,9	11,8	48,3	10,0	-0,920	ns
Gewissenlosigkeit	43,8	12,0	48,6	10,2	-1,428	<0,05
Rechthaberische Arroganz	45,6	18,4	48,8	9,8	-0,611	ns
Falschheit	52,3	8,2	48,8	10,1	-1,965	ns
Misstrauen	58,8	17,7	50,3	10,3	-1,644	ns
Gewalttätigkeit	51,1	11,8	48,5	9,7	-1,350	ns
Einfühlsamkeit/ Mitgefühl	57,2	13,4	50,9	10,6	-2,187	ns
Gewissenhaftigkeit, Kontrolliertheit	43,7	10,6	50,7	10,0	-3,619	<0,005
Ausdauer/Sorgfalt	43,2	8,0	50,4	10,4	-3,825	<0,001
Planung	40,8	13,2	50,0	10,2	-4,018	<0,005
Ordnungsstreben/ Normorientierung	47,7	11,8	51,3	9,9	-2,410	<0,05
Arbeitsorientierung/ Arbeitssucht	58,2	17,0	50,2	10,3	-1,051	<0,01

Für die Stichprobe ‚Aachen' ergaben sich für drei Globalskalen und 22 Subskalen signifikante Mittelwertsunterschiede im Vergleich zur Eichstichprobe (s. Tabelle 3, in der Tabelle fett hervorgehobene Skalen). Dabei liegen in 18 TIPI-Skalen (2 Global- sowie 16 Subskalen) die mittleren T-Werte außerhalb des statistischen Normbereichs (T-Wert: 50 ±10; s. die in der Tabelle kursiv hervorgehobenen Skalen).

Die Globalskala ‚Neurotizismus vs. seelische Gesundheit' war mit einem Mittelwert von 70,0 deutlich außerhalb des statistischen Normbereiches erhöht. Dies galt auch für die Subskalen ‚Ablehnungssensibilität', ‚Grübeln', ‚Ungerechtigkeitsgefühl', ‚Körperliche Beschwerden/Erschöpfung', ‚Nachgiebigkeit/nicht-Neinsagen-können', ‚Konzentrationsstörungen', ‚Starke Gefühlsschwankungen/Launenhaftigkeit', ‚Verlassensangst', ‚Suizidalität', ‚Gehemmte Gefühle'. Die Domäne ‚Extraversion/Offenheit' war deutlich außerhalb des statistischen Normbereichs erniedrigt (M = 37,5). Ebenso die Facetten ‚Selbstvertrauen', ‚Geselligkeit', ‚Fröhlichkeit', ‚Streben nach Aufmerksamkeit/Bewunderung', ‚Tatendrang' und ‚Selbstbehauptung'. Zwar signifikant, aber innerhalb des statistischen Normbereichs erniedrigt fand sich bei den in Aachen stationär behandelten persönlichkeitsgestörten Patienten die Domäne ‚Gewissenhaftigkeit/Kontrolliertheit' sowie die Subskalen ‚Gewissenlosigkeit', ‚Ausdauer/Sorgfalt', ‚Planung' und ‚Ordnungsstreben/ Normorientierung'. Signifikant, jedoch innerhalb des statistischen Normbereichs erhöht, waren ‚Unselbstständigkeit' und ‚Arbeitsorientierung/Arbeitssucht'.

4.1.3 TIPI-Mittelwertsunterschiede Persönlichkeitsstörungen - Normstichprobe

Bei Patienten, bei denen im SKID-II (auch) eine Borderline oder eine Depressive Persönlichkeitsstörung diagnostiziert worden war, erfolgte jeweils ein gesonderter Vergleich mit der Eichstichprobe. Aufgrund der geringen Fallzahlen wurde auf einen gesonderten Vergleich der übrigen Persönlichkeitsstörungen verzichtet.

Für die Patienten mit einer Borderline Persönlichkeitsstörung (n = 8) ergaben sich für zwei Globalskalen und 17 Subskalen signifikante Mittelwertsunterschiede im Vergleich zur Kontrollgruppe (in Tabelle 4 fett hervorgehoben). Eine Globalskala sowie sämtliche Subskalen hatten mittlere T-Werte außerhalb des statistischen Normbereichs (in Tabelle 4 kursiv hervorgehoben).

Tabelle 4: Patienten der Aachener Stichprobe mit einer Borderline-Persönlichkeitsstörung im Vergleich zur Eichstichprobe

TIPI-Skala	Stichprobe Aachen Borderline PS (n = 8)		Eichstichprobe (n = 670)		U-Test	
	M	SD	M	SD	Z	p
Neurotizismus vs. seel. Gesundheit	75,8	10,8	50,4	10,6	-4,444	<0,001
Ablehnungssensibilität	73,3	7,1	50,7	10,6	-4,593	<0,001
Grübeln	65,1	13,0	51,6	10,3	-2,850	<0,005
Unselbstständigkeit	62,4	3,1	50,5	10,5	-3,934	<0,001
Ungerechtigkeitsgefühl	63,3	9,7	49,9	10,4	-3,116	<0,005
Körperliche Beschwerden/ Erschöpfung	67,6	10,9	50,6	10,4	-3,912	<0,001
Nachgiebigkeit/nicht-Neinsagen-können	75,6	20,4	50,3	10,7	-3,892	<0,001
Konzentrationsstörungen	68,6	12,3	50,2	10,3	-4,330	<0,001
Starke Gefühlsschwankungen/ Launenhaftigkeit	79,0	19,6	50,1	10,3	-3,609	<0,001
Verlassensangst	69,4	15,3	49,7	9,9	-3,720	<0,001
Suizidalität	71,4	17,5	50,3	10,4	-4,335	<0,001
Nachtragend sein	56,5	13,9	50,4	10,2	-1,096	ns
Verbale Aggressivität	60,5	9,1	50,2	10,1	-2,758	<0,01
Magisches Denken	50,3	16,3	50,7	9,8	-0,149	ns
Gehemmte Gefühle	75,6	17,2	49,6	10,1	-4,265	<0,001
Selbstvertrauen	25,6	14,7	49,5	10,2	-4,221	<0,001
Extraversion/ Offenheit	39,8	17,5	49,1	10,1	-1,709	ns
Geselligkeit	35,4	14,8	50,3	10,6	-3,299	<0,001
Offenheit für Neues	54,8	11,7	48,5	10,4	-1,660	ns
Fröhlichkeit	32,1	14,5	49,5	9,7	-3,275	<0,005
Streben nach Aufmerksamkeit/ Bewunderung	44,5	21,7	49,3	9,8	-0,963	ns
Tatendrang	41,5	17,6	50,2	10,0	-1,742	ns
Hedonismus	52,3	10,9	48,5	9,7	-0,438	ns
Risikobereitschaft	56,5	15,3	48,1	10,1	-1,231	ns
Geld ausgeben	58,5	20,5	49,2	10,1	-0,829	ns
Selbstbehauptung	39,0	20,0	49,0	10,7	-2,523	<0,05
Unverträglichkeit	50,3	13,7	48,3	10,0	-0,045	ns
Gewissenlosigkeit	45,4	14,0	48,6	10,2	-0,415	ns
Rechthaberische Arroganz	49,0	21,5	48,8	9,8	-0,338	ns
Falschheit	55,8	8,5	48,8	10,1	-2,551	<0,05
Misstrauen	68,6	14,6	50,3	10,3	-3,401	<0,001
Gewalttätigkeit	53,9	16,2	48,5	9,7	-1,031	ns
Einfühlsamkeit/ Mitgefühl	61,8	15,3	50,9	10,6	-2,066	<0,05
Gewissenhaftigkeit, Kontrolliertheit	41,0	12,5	50,7	10,0	-2,216	<0,05
Ausdauer/Sorgfalt	42,6	10,5	50,4	10,4	-2,273	<0,05
Planung	38,6	9,9	50,0	10,2	-3,032	<0,005
Ordnungsstreben/ Normorientierung	45,3	8,4	51,3	9,9	-1,613	ns
Arbeitsorientierung/ Arbeitssucht	56,0	23,2	50,2	10,3	-1,294	ns

Auf Ebene der Big-Four fanden sich ein außerhalb des statistischen Normbereichs erhöhter ‚Neurotizismus' und eine erniedrigte ‚Gewissenhaftigkeit/Kontrolliertheit'. Auf Subskalenniveau erhöht waren die Faktoren ‚Ablehnungssensibilität', Grübeln', ‚Unselbstständigkeit', ,Ungerechtigkeitsgefühl', ,Körperliche Beschwerden/Erschöpfung', ,Nachgiebigkeit/nicht-Neinsagen-können', ,Konzentrationsstörungen', ,Starke Gefühlsschwankungen/Launenhaftigkeit', ,Verlassensangst', ,Suizidalität', ,Verbale Aggressivität', ,Gehemmte Gefühle' und ,Misstrauen'. Außerhalb des statistischen Normbereichs erniedrigt waren die Subskalen ,Selbstvertrauen', ,Geselligkeit', ,Fröhlichkeit' und , Planung'.

Tabelle 5 zeigt signifikante Unterschiede von Patienten der ,Stichprobe Aachen' mit der Diagnose einer Depressiven Persönlichkeitsstörung (n = 10) im Vergleich zur Kontrollgruppe. Für diese Gruppe ergaben sich auf einem Signifikanzniveau von $p < 0{,}01$ für zwei Globalskalen und 16 Subskalen signifikante Mittelwertsunterschiede im Vergleich zur Kontrollgruppe (in der Tabelle fett hervorgehoben). Dabei liegen in 14 TIPI-Skalen (1 Global- sowie 13 Subskalen) die mittleren T-Werte außerhalb des statistischen Normbereichs (in der Tabelle kursiv hervorgehoben).

Mit einem Mittelwert von 72,8 war die Persönlichkeitsdimension ,Neurotizismus' weit außerhalb des statistischen Normbereichs erhöht. Dies gilt ebenso für die Subskalen ,Ablehnungssensibilität', ,Grübeln', ,Ungerechtigkeitsgefühl', ,Körperliche Beschwerden/Erschöpfung', ,Nachgiebigkeit/nicht-Neinsagen-können', ,Konzentrationsstörungen', ,Starke Gefühlsschwankungen/Launenhaftigkeit', ,Suizidalität', ,Gehemmte Gefühle' und ,Misstrauen'. ,Selbstvertrauen', ,Fröhlichkeit' und ,Selbstbehauptung' waren außerhalb des statistischen Normbereichs erniedrigt. Ebenfalls signifikant erniedrigt, jedoch mit mittleren T-Werten innerhalb des statistischen Normbereichs, waren die Domäne ,Gewissenhaftigkeit, Kontrolliertheit' sowie die Subskalen ,Tatendrang', ,Ausdauer/Sorgfalt' und ,Ordnungsstreben/Normorientierung'.

Tabelle 5: Patienten der Aachener Stichprobe mit einer Depressiven Persönlichkeitsstörung im Vergleich zur Eichstichprobe

TIPI-Skala	Stichprobe Aachen Depressive PS (n = 10)		Eichstichprobe (n = 670)		U-Test	
	M	SD	M	SD	Z	p
Neurotizismus vs. seel. Gesundheit	***72,8***	***13,2***	***50,4***	***10,6***	***-4,417***	***<0,001***
Ablehnungssensibilität	***69,8***	***13,9***	***50,7***	***10,6***	***-3,860***	***<0,001***
Grübeln	***70,0***	***12,7***	***51,6***	***10,3***	***-4,130***	***<0,001***
Unselbstständigkeit	58,1	8,9	50,5	10,5	-2,316	<0,05
Ungerechtigkeitsgefühl	***64,2***	***12,1***	***49,9***	***10,4***	***-3,317***	***<0,001***
Körperliche Beschwerden/ Erschöpfung	***70,3***	***12,4***	***50,6***	***10,4***	***-4,432***	***<0,001***
Nachgiebigkeit/nicht-Neinsagen-können	***70,2***	***16,4***	***50,3***	***10,7***	***-3,902***	***<0,001***
Konzentrationsstörungen	***63,7***	***15,6***	***50,2***	***10,3***	***-3,536***	***<0,001***
Starke Gefühlsschwankungen/ Launenhaftigkeit	***75,3***	***15,7***	***50,1***	***10,3***	***-4,491***	***<0,001***
Verlassensangst	59,9	16,7	49,7	9,9	-2,253	<0,05
Suizidalität	***71,5***	***18,5***	***50,3***	***10,4***	***-4,732***	***<0,001***
Nachtragend sein	57,7	12,4	50,4	10,2	-1,594	ns
Verbale Aggressivität	55,6	11,1	50,2	10,1	-1,685	ns
Magisches Denken	47,3	15,8	50,7	9,8	-1,569	ns
Gehemmte Gefühle	***67,2***	***15,1***	***49,6***	***10,1***	***-4,097***	***<0,001***
Selbstvertrauen	***28,5***	***12,3***	***49,5***	***10,2***	***-4,543***	***<0,001***
Extraversion/ Offenheit	41,0	13,9	49,1	10,1	-1,807	ns
Geselligkeit	39,9	17,0	50,3	10,6	-2,225	<0,05
Offenheit für Neues	50,3	13,6	48,5	10,4	-0,799	ns
Fröhlichkeit	***36,7***	***14,7***	***49,5***	***9,7***	***-2,668***	***<0,01***
Streben nach Aufmerksamkeit/ Bewunderung	40,0	16,3	49,3	9,8	-1,992	<0,05
Tatendrang	**40,0**	**8,9**	**50,2**	**10,0**	**-3,297**	**<0,001**
Hedonismus	49,9	9,2	48,5	9,7	-0,206	ns
Risikobereitschaft	51,3	14,6	48,1	10,1	-0,179	ns
Geld ausgeben	56,3	20,3	49,2	10,1	-0,424	ns
Selbstbehauptung	***34,0***	***15,4***	***49,0***	***10,7***	***-3,109***	***<0,005***
Unverträglichkeit	45,0	6,6	48,3	10,0	-1,605	ns
Gewissenlosigkeit	44,4	6,2	48,6	10,2	-1,609	ns
Rechthaberische Arroganz	47,6	8,7	48,8	9,8	-0,489	ns
Falschheit	49,7	8,8	48,8	10,1	-0,150	ns
Misstrauen	***63,9***	***13,5***	***50,3***	***10,3***	***-2,987***	***<0,005***
Gewalttätigkeit	47,9	6,8	48,5	9,7	-0,265	ns
Einfühlsamkeit/ Mitgefühl	58,9	13,5	50,9	10,6	-1,971	<0,05
Gewissenhaftigkeit, Kontrolliertheit	**42,8**	**7,8**	**50,7**	**10,0**	**-2,613**	**<0,01**
Ausdauer/Sorgfalt	**42,4**	**6,7**	**50,4**	**10,4**	**-2,673**	**<0,01**
Planung	43,0	10,9	50,0	10,2	-2,004	<0,05
Ordnungsstreben/ Normorientierung	**43,9**	**7,5**	**51,3**	**9,9**	**-2,683**	**<0,01**
Arbeitsorientierung/ Arbeitssucht	60,1	13,5	50,2	10,3	-2,167	<0,05

4.2 Stichprobe Lippstadt

4.2.1 Allgemeine Daten

Tabelle 6 zeigt die zum Untersuchungszeitpunkt bestehenden klinischen Hauptdiagnosen der Patienten. Zwar befanden sich trotz der diagnosespezifischen Zuordnung der Maßregelpatienten in Lippstadt auch im Bereich für persönlichkeitsgestörte Straftäter einige Patienten, bei denen diagnostisch (auch) eine schizophrene Psychose oder eine hirnorganische Beeinträchtigung vorlag. Diese Patienten wurden jedoch in die Stichprobe nicht mit einbezogen (s. Kap. 3.1.2). Bei allen Patienten mit der Hauptdiagnose einer Persönlichkeitsstörung stimmte diese zumindest mit einer der bei Aufnahme erhobenen SKID-II-Diagnosen überein.

Tabelle 6: Klinische Hauptdiagnosen zum Untersuchungszeitpunkt (n = 52)

Diagnose	n	Prozent
Pädophilie	20	38,5
Sadismus	2	3,8
Sonst. sexuelle Deviation	3	5,8
Schizoide PS	4	7,7
Antisoziale PS	10	19,2
Borderline-PS	10	19,2
Narzisstische PS	2	3,8
Selbstunsichere PS	1	1,9
Summe	52	100,0

Bei Patienten mit der aktuellen Hauptdiagnose Pädophilie oder Sadismus wurde in allen Fällen eine Persönlichkeitsstörung als Zweitdiagnose genannt. Auch diese stimmte durchweg mit einer der bei Aufnahme erhobenen SKID-II-Diagnosen überein. Tabelle 7 zeigt die Aufteilung der aktuellen Diagnosen, wenn bei Patienten mit einer sexuellen Deviation die aktuelle Zweitdiagnose berücksichtigt wird.

Tabelle 7: Persönlichkeitsstörungs-Diagnosen zum Untersuchungszeitpunkt (n = 52)

Persönlichkeitsstörung	n	Prozent
Paranoide PS	1	1,9
Schizoide PS	4	7,7
Antisoziale PS	18	34,6
Borderline PS	13	25,0
Narzisstische PS	3	5,8
Zwanghafte PS	1	1,9
Selbstunsichere PS	4	7,7
Dependente PS	3	5,8
Depressive PS	1	1,9
Nicht näher bez. PS	4	7,7
Summe	52	100,0

Tabelle 8 zeigt die Verteilung der Delikte, welche jeweils zur Unterbringung in den Maßregelvollzug geführt hatten. Bei den insgesamt 19 Patienten, die mehr als ein Unterbringungsdelikt begangen hatten, ist hier jeweils die schwerwiegendste Deliktform aufgeführt. Auf die in der nachfolgenden statistischen Auswertung zusammengefasste Kategorie ‚Tötungs- und Körperverletzungsdelikte' entfallen 40,6 %, auf die Kategorie ‚Sexualdelikte mit Gewalt' 23,1 % und auf die Kategorie ‚Sexualdelikte ohne Gewalt' 32,7 % der Unterbringungsdelikte. Jeweils ein Patient war wegen eines gewalttätigen Eigentumsdelikts bzw. wegen Brandstiftung untergebracht. Diese wurden bei der nachfolgenden statistischen Auswertung nicht einbezogen.

Tabelle 8: Unterbringungsdelikte (n = 52)

Unterbringungsdelikt	n	Prozent
Tötungsdelikte	17	32,7
Körperverletzungsdelikte	4	7,9
Eigentumsdelikte mit Gewalt	1	1,9
Sexualdelikte ohne Gewalt	17	32,7
Sexualdelikte mit Gewalt	12	23,1
Brandstiftung	1	1,9
Summe	52	100,0

Zum Zeitpunkt der Untersuchung betrug die mittlere Verweildauer der Maßregelpatienten 7,1 Jahre (Min. 9 Monate, Max. 25 Jahre). 25 % der Probanden befanden sich bis zu 5 Jahren in der Unterbringung, der Großteil der Patienten (52 %) befand sich seit 5 bis 15 Jahren im Maßregelvollzug (s. Tabelle 9). Bei immerhin 23 % der Patienten dauerte die (bisherige) Unterbringung bereits seit mehr als 15 Jahren an.

Tabelle 9: Verweildauer zum Untersuchungszeitpunkt (n = 52)

Verweildauer (in Jahren)	n	Prozent
< 1 Jahr	1	1,9
1 – 2	7	13,5
2 – 3	5	9,6
3 – 5	7	13,5
5 – 10	20	38,5
10 – 15	7	13,5
15 – 20	4	7,6
> 20	1	1,9
Summe	52	100,0

4.2.2 Verteilung der Persönlichkeitsstörungen

Bei den 52 Patienten der Lippstädter Stichprobe ließen sich gemäß SKID-II insgesamt 88 spezifische Persönlichkeitsstörungen diagnostizieren (vgl. Tabelle 10). Auch hier waren bei einigen Patienten die diagnostischen Kriterien nach DSM-IV für mehr als eine Persönlichkeitsstörung erfüllt.

Bei den Maßregelpatienten überwiegen deutlich die dem Cluster B zugeordneten Persönlichkeitsstörungen (60,2 %, darunter 23,9 % Antisoziale Persönlichkeitsstörung). Weitere 20,5 % der Diagnosen waren dem Cluster C und 12,5 % dem Cluster A zuzurechnen. 6,8 % der Störungen waren keinem Cluster zugeordnet (darunter 4,5 % „nicht näher bezeichnete" Persönlichkeitsstörungen).

Tabelle 10: Verteilung der spezifischen Persönlichkeitsstörungen der ‚Stichprobe Lippstadt' (n = 52)

Persönlichkeitsstörung	Häufigkeit	Prozentanteil an Diagnosen	Prozentanteil an Fällen
Paranoide PS	3	3,4	5,8
Schizoide PS	6	6,8	11,5
Schizotypische PS	2	2,3	3,8
Antisoziale PS	21	23,9	40,4
Borderline PS	19	21,6	36,5
Histrionische PS	3	3,4	5,8
Narzisstische PS	10	11,4	19,2
Zwanghafte PS	4	4,5	7,7
Selbstunsichere PS	7	8,0	13,5
Dependente PS	7	8,0	13,5
Depressive PS	2	2,3	3,8
Nicht näher bez. PS	4	4,5	7,7
Summe	88	100,0	169,2

4.2.3 TIPI-Mittelwertsunterschiede Lippstadt - Normstichprobe

Für die Stichprobe aus dem Maßregelvollzug ergaben sich auf einem Signifikanzniveau von $p < 0,05$ für 16 TIPI-Skalen (2 Global- sowie 14 Subskalen) signifikante Mittelwertsunterschiede im Vergleich zum männlichen Teil der Eichstichprobe (s. Tabelle 11). Im Gegensatz zur ‚Stichprobe Aachen' ergaben sich für die Stichprobe aus dem Maßregelvollzug allerdings für keine der TIPI-Skalen mittlere T-Werte, die außerhalb des statistischen Normbereichs (T-Wert: 50 ±10) liegen.

Signifikante Unterschiede zeigten sich auf der Globalskala ‚Neurotizismus' sowie den entsprechenden Subskalen ‚Grübeln', ‚Unselbständigkeit', ‚Ungerechtigkeitsgefühl', ‚Körperliche Beschwerden/Erschöpfung', ‚Konzentrationsstörungen', ‚Starke Gefühlsschwankungen/Launenhaftigkeit', ‚Verlassensangst', ‚Suizidalität' (sämtlich erhöht) und ‚Selbstvertrauen' (erniedrigt). Signifikant erniedrigt zeigte sich die Globalskala ‚Gewissenhaftigkeit/Kontrolliertheit' mit den Subskalen ‚Planung' und ‚Arbeitsorientierung/Arbeitssucht' (jeweils erniedrigt). Die Globalskalen ‚Extraversion/Offenheit' und ‚Unverträglichkeit' waren nicht signifikant verändert. Signifikante Unterschiede zeigten sich jedoch in den Subskalen ‚Fröhlichkeit' und ‚Selbstbehauptung' sowie ‚Rechthaberische Arroganz' (sämtlich erniedrigt).

Tabelle 11: Mittelwerte der TIPI-Skalen der ‚Stichprobe Lippstadt' im Vergleich zur Eichstichprobe

TIPI-Skala	Stichprobe Lippstadt (n = 52)		Eichstichprobe (n = 508)		U-Test	
	M	SD	M	SD	Z	p
Neurotizismus vs. seel. Gesundheit	**54,9**	**11,0**	**48,3**	**9,3**	**-4,077**	**<0,001**
Ablehnungssensibilität	49,7	9,7	47,8	9,2	-1,290	ns
Grübeln	**55,5**	**7,0**	**49,9**	**9,5**	**-4,371**	**<0,001**
Unselbstständigkeit	**52,0**	**8,8**	**47,9**	**9,8**	**-3,063**	**<0,005**
Ungerechtigkeitsgefühl	**58,2**	**11,0**	**49,6**	**9,6**	**-4,975**	**<0,001**
Körperliche Beschwerden/ Erschöpfung	**53,2**	**8,8**	**48,7**	**10,0**	**-3,714**	**<0,001**
Nachgiebigkeit/nicht-Neinsagen-können	50,4	15,4	49,1	9,0	-0,686	ns
Konzentrationsstörungen	**53,2**	**10,6**	**48,9**	**10,1**	**-2,494**	**<0,05**
Starke Gefühlsschwankungen/ Launenhaftigkeit	**53,8**	**11,8**	**49,2**	**9,5**	**-2,218**	**<0,05**
Verlassensangst	**53,2**	**11,0**	**50,0**	**10,3**	**-2,506**	**<0,05**
Suizidalität	**55,3**	**12,8**	**49,3**	**8,9**	**-7,010**	**<0,001**
Nachtragend sein	50,3	13,4	49,4	9,9	-0,465	ns
Verbale Aggressivität	52,8	10,6	49,6	9,8	-1,945	ns
Magisches Denken	48,0	10,7	48,7	10,2	-0,768	ns
Gehemmte Gefühle	52,3	11,2	51,0	9,6	-0,448	ns
Selbstvertrauen	**40,2**	**10,2**	**50,9**	**9,6**	**-7,241**	**<0,001**
Extraversion/ Offenheit	46,8	14,7	50,4	10,1	-1,599	ns
Geselligkeit	47,9	12,2	48,9	9,6	-0,122	ns
Offenheit für Neues	49,1	13,3	48,8	9,6	-0,069	ns
Fröhlichkeit	**44,4**	**10,5**	**50,0**	**10,4**	**-3,768**	**<0,001**
Streben nach Aufmerksamkeit/ Bewunderung	46,6	12,7	50,0	10,6	-1,730	ns
Tatendrang	45,3	15,5	49,8	10,1	-1,321	ns
Hedonismus	49,2	14,0	51,0	10,3	-1,582	ns
Risikobereitschaft	53,3	10,8	52,5	9,5	-0,080	ns
Geld ausgeben	50,3	16,2	50,8	10,0	-0,283	ns
Selbstbehauptung	**45,6**	**12,4**	**52,4**	**8,6**	**-4,091**	**<0,001**
Unverträglichkeit	49,2	13,2	52,0	9,5	-1,953	ns
Gewissenlosigkeit	51,2	12,5	52,0	9,5	-1,179	ns
Rechthaberische Arroganz	**46,1**	**14,2**	**51,6**	**10,0**	**-2,788**	**<0,01**
Falschheit	48,9	12,6	51,4	9,6	-1,113	ns
Misstrauen	52,3	13,5	49,7	10,1	-0,976	ns
Gewalttätigkeit	53,8	11,9	51,9	10,2	-1,490	ns
Einfühlsamkeit/ Mitgefühl	48,1	8,8	48,3	9,0	-0,277	ns
Gewissenhaftigkeit, Kontrolliertheit	**45,7**	**10,0**	**49,7**	**10,6**	**-2,790**	**<0,01**
Ausdauer/Sorgfalt	48,3	11,9	50,3	9,9	-1,488	ns
Planung	**45,8**	**8,9**	**50,7**	**10,4**	**-3,702**	**<0,001**
Ordnungsstreben/ Normorientierung	46,7	8,8	48,6	10,2	-1,262	ns
Arbeitsorientierung/ Arbeitssucht	**47,2**	**9,1**	**50,4**	**9,7**	**-2,821**	**<0,005**

4.2.4 TIPI-Mittelwertsunterschiede DSM IV-Cluster - Normstichprobe

Aufgrund des geringen Stichprobenumfangs der in Aachen untersuchten Patienten erfolgte ein Vergleich der einzelnen DSM-IV-Cluster mit der Allgemeinbevölkerung lediglich für die Stichprobe aus dem Maßregelvollzug. Die Patienten mit einer Depressiven Persönlichkeitsstörung wurden aufgrund inhaltlicher Ähnlichkeiten der Diagnosekriterien in dieser Berechnung dem Cluster C zugeordnet. Der Vergleich der Mittelwerte erfolgte auch hier mittels des Mann-Withney-U-Tests.

Für Patienten im Maßregelvollzug mit dem DSM-IV Cluster A zugeordneten Persönlichkeitsstörungen ergaben sich für drei Subskalen signifikante Unterschiede im Vergleich zur männlichen Eichstichprobe (in Tabelle 12 fett hervorgehoben). Eine Subskala hatte einen mittleren T-Wert außerhalb des statistischen Normbereichs (in der Tabelle kursiv hervorgehoben).

Auf Ebene der Big-Four zeigten sich keine signifikanten Unterschiede zur Kontrollgruppe. Auf Subskalenniveau zeigte sich eine erhöhte ‚Suizidalität' sowie eine außerhalb des statistischen Normbereichs erniedrigte ‚Fröhlichkeit' (M = 39,3) und ein erniedrigter ‚Hedonismus'.

Für die Patientengruppe mit dem DSM-IV Cluster B zugeordneten Persönlichkeitsstörungen ergaben sich für zwei Globalskalen und 14 Subskalen signifikante Mittelwertsunterschiede im Vergleich zur Kontrollgruppe (in Tabelle 13 fett hervorgehoben). Die mittleren T-Werte lagen sämtlich innerhalb des statistischen Normbereichs.

Auf Globalskalenniveau fand sich ein erhöhter ‚Neurotizismus' sowie eine erniedrigte ‚Gewissenhaftigkeit/Kontrolliertheit'. Auf Ebene der Subskalen waren die Faktoren ‚Grübeln', ‚Unselbstständigkeit', ‚Ungerechtigkeitsgefühl', ‚Körperliche Beschwerden/Erschöpfung', ‚Konzentrationsstörungen', ‚starke Gefühlsschwankungen/ Launenhaftigkeit', ‚Suizidalität', ‚Verbale Aggressivität' und ‚Gewalttätigkeit' erhöht. Die Subskalen ‚Selbstvertrauen', ‚Fröhlichkeit', ‚Selbstbehauptung', ‚Planung', ‚Arbeitsorientierung/Arbeitssucht' zeigten sich erniedrigt.

Für die Stichprobe der Patienten mit Störungen aus dem Bereich des DSM-IV-Cluster C ergaben sich für eine Globalskala und vier Subskalen signifikante Mittelwertsunterschiede im Vergleich zur Kontrollgruppe (in Tabelle 14 fett hervorgehoben). Die mittleren T-Werte lagen alle innerhalb des statistischen Normbereichs.

Diese Gruppe zeigte im Vergleich zur Kontrollgruppe auf Ebene der Big Four einen signifikant erhöhten ‚Neurotizismus'. Auf Subskalenniveau zeigten sich ein erhöhtes ‚Ungerechtigkeitsgefühl' sowie eine erhöhte ‚Suizidalität'. Signifikant erniedrigt zeigten sich die Subskalen ‚Selbstvertrauen' und ‚Selbstbehauptung'.

Tabelle 12: Patienten der ‚Stichprobe Lippstadt' mit einer dem Cluster A zugeordneten Persönlichkeitsstörung im Vergleich zur Eichstichprobe

TIPI-Skala	Stichprobe Lippstadt Cluster A (n = 8)		Eichstichprobe (n = 508)		U-Test	
	M	SD	M	SD	Z	p
Neurotizismus vs. seel. Gesundheit	51,8	11,0	48,3	9,3	-0,358	ns
Ablehnungssensibilität	45,4	11,4	47,8	9,2	-0,496	ns
Grübeln	55,6	8,0	49,9	9,5	-1,673	ns
Unselbstständigkeit	46,0	14,9	47,9	9,8	-0,104	ns
Ungerechtigkeitsgefühl	57,9	12,8	49,6	9,6	-1,568	ns
Körperliche Beschwerden/ Erschöpfung	48,9	13,2	48,7	10,0	-0,059	ns
Nachgiebigkeit/nicht-Neinsagen-können	58,1	14,7	49,1	9,0	-1,141	ns
Konzentrationsstörungen	46,6	13,4	48,9	10,1	-1,128	ns
Starke Gefühlsschwankungen/ Launenhaftigkeit	53,6	9,9	49,2	9,5	-0,549	ns
Verlassensangst	49,5	6,3	50,0	10,3	-0,521	ns
Suizidalität	**54,9**	**15,0**	**49,3**	**8,9**	**-2,778**	**<0,01**
Nachtragend sein	51,1	8,1	49,4	9,9	-0,442	ns
Verbale Aggressivität	45,3	12,3	49,6	9,8	-1,465	ns
Magisches Denken	44,9	14,8	48,7	10,2	-1,183	ns
Gehemmte Gefühle	57,0	13,3	51,0	9,6	-0,178	ns
Selbstvertrauen	44,4	7,7	50,9	9,6	-1,921	ns
Extraversion/ Offenheit	39,1	14,9	50,4	10,1	-2,560	<0,05
Geselligkeit	40,8	13,5	48,9	9,6	-1,813	ns
Offenheit für Neues	46,1	14,0	48,8	9,6	-0,800	ns
Fröhlichkeit	***39,3***	***8,6***	***50,0***	***10,4***	***-3,118***	***<0,005***
Streben nach Aufmerksamkeit/ Bewunderung	39,0	18,8	50,0	10,6	-1,739	ns
Tatendrang	44,9	17,0	49,8	10,1	-0,412	ns
Hedonismus	**40,6**	**17,9**	**51,0**	**10,3**	**-2,592**	**<0,01**
Risikobereitschaft	50,0	13,0	52,5	9,5	-0,683	ns
Geld ausgeben	40,8	17,9	50,8	10,0	-2,236	<0,05
Selbstbehauptung	45,0	16,9	52,4	8,6	-1,499	ns
Unverträglichkeit	47,0	15,7	52,0	9,5	-1,462	ns
Gewissenlosigkeit	49,8	10,8	52,0	9,5	-0,994	ns
Rechthaberische Arroganz	46,1	21,2	51,6	10,0	-0,994	ns
Falschheit	43,9	15,6	51,4	9,6	-1,775	ns
Misstrauen	53,0	5,7	49,7	10,1	-0,386	ns
Gewalttätigkeit	52,0	12,6	51,9	10,2	-0,387	ns
Einfühlsamkeit/ Mitgefühl	47,6	9,6	48,3	9,0	-0,327	ns
Gewissenhaftigkeit, Kontrolliertheit	53,3	12,6	49,7	10,6	-0,538	ns
Ausdauer/Sorgfalt	54,5	10,7	50,3	9,9	-1,414	ns
Planung	50,4	9,2	50,7	10,4	-0,634	ns
Ordnungsstreben/ Normorientierung	53,4	10,7	48,6	10,2	-0,950	ns
Arbeitsorientierung/ Arbeitssucht	48,2	9,8	50,4	9,7	-0,063	ns

Tabelle 13: Patienten der ‚Stichprobe Lippstadt' mit einer dem Cluster B zugeordneten Persönlichkeitsstörung im Vergleich zur Eichstichprobe

TIPI-Skala	Stichprobe A Lippstadt Cluster B (n = 36)		Eichstichprobe (n = 508)		U-Test	
	M	SD	M	SD	Z	p
Neurotizismus vs. seel. Gesundheit	**56,2**	**11,9**	**48,3**	**9,3**	**-3,804**	**<0,001**
Ablehnungssensibilität	50,9	9,5	47,8	9,2	-1,495	ns
Grübeln	**56,2**	**6,8**	**49,9**	**9,5**	**-4,173**	**<0,001**
Unselbstständigkeit	**52,5**	**6,5**	**47,9**	**9,8**	**-2,762**	**<0,01**
Ungerechtigkeitsgefühl	**59,1**	**11,2**	**49,6**	**9,6**	**-4,541**	**<0,001**
Körperliche Beschwerden/ Erschöpfung	**53,7**	**8,4**	**48,7**	**10,0**	**-3,228**	**<0,005**
Nachgiebigkeit/nicht-Neinsagen-können	49,4	14,5	49,1	9,0	-0,850	ns
Konzentrationsstörungen	**55,0**	**10,0**	**48,9**	**10,1**	**-3,415**	**<0,001**
Starke Gefühlsschwankungen/ Launenhaftigkeit	**55,7**	**12,9**	**49,2**	**9,5**	**-2,772**	**<0,01**
Verlassensangst	53,6	12,2	50,0	10,3	-2,383	<0,05
Suizidalität	**56,9**	**13,6**	**49,3**	**8,9**	**-6,346**	**<0,001**
Nachtragend sein	49,5	12,0	49,4	9,9	-0,602	ns
Verbale Aggressivität	**55,2**	**9,9**	**49,6**	**9,8**	**-2,834**	**<0,005**
Magisches Denken	50,7	10,1	48,7	10,2	-0,867	ns
Gehemmte Gefühle	51,6	10,6	51,0	9,6	-0,785	ns
Selbstvertrauen	**40,4**	**9,5**	**50,9**	**9,6**	**-6,271**	**<0,001**
Extraversion/ Offenheit	49,9	13,3	50,4	10,1	-0,125	ns
Geselligkeit	50,0	12,0	48,9	9,6	-1,060	ns
Offenheit für Neues	51,5	13,9	48,8	9,6	-1,434	ns
Fröhlichkeit	**45,3**	**8,3**	**50,0**	**10,4**	**-2,872**	**<0,005**
Streben nach Aufmerksamkeit/ Bewunderung	49,5	8,4	50,0	10,6	-0,667	ns
Tatendrang	46,2	13,2	49,8	10,1	-1,198	ns
Hedonismus	50,9	13,9	51,0	10,3	-0,938	ns
Risikobereitschaft	54,1	11,8	52,5	9,5	-0,473	ns
Geld ausgeben	53,3	16,5	50,8	10,0	-1,067	ns
Selbstbehauptung	**47,4**	**10,2**	**52,4**	**8,6**	**-2,970**	**<0,005**
Unverträglichkeit	51,3	13,7	52,0	9,5	-0,721	ns
Gewissenlosigkeit	52,0	13,9	52,0	9,5	-0,542	ns
Rechthaberische Arroganz	48,1	12,8	51,6	10,0	-1,662	ns
Falschheit	50,7	11,5	51,4	9,6	-0,055	ns
Misstrauen	52,9	14,9	49,7	10,1	-1,008	ns
Gewalttätigkeit	**56,3**	**11,4**	**51,9**	**10,2**	**-2,585**	**<0,01**
Einfühlsamkeit/ Mitgefühl	48,0	8,7	48,3	9,0	-0,286	ns
Gewissenhaftigkeit, Kontrolliertheit	**44,6**	**8,4**	**49,7**	**10,6**	**-3,172**	**<0,005**
Ausdauer/Sorgfalt	47,5	12,6	50,3	9,9	-2,235	<0,05
Planung	**45,1**	**8,5**	**50,7**	**10,4**	**-3,659**	**<0,001**
Ordnungsstreben/ Normorientierung	45,9	7,6	48,6	10,2	-1,539	ns
Arbeitsorientierung/ Arbeitssucht	**46,9**	**9,2**	**50,4**	**9,7**	**-2,587**	**<0,01**

Tabelle 14: Patienten der ‚Stichprobe Lippstadt' mit einer dem Cluster C zugeordneten Persönlichkeitsstörung im Vergleich zur Eichstichprobe

TIPI-Skala	Stichprobe Lippstadt Cluster C (n = 15)		Eichstichprobe (n = 508)		U-Test	
	M	SD	M	SD	Z	p
Neurotizismus vs. seel. Gesundheit	**54,9**	**8,7**	**48,3**	**9,3**	**-2,998**	**<0,005**
Ablehnungssensibilität	50,6	5,2	47,8	9,2	-1,394	ns
Grübeln	55,2	7,0	49,9	9,5	-2,331	<0,05
Unselbstständigkeit	51,6	6,7	47,9	9,8	-1,442	ns
Ungerechtigkeitsgefühl	**57,6**	**9,5**	**49,6**	**9,6**	**-2,778**	**<0,01**
Körperliche Beschwerden/ Erschöpfung	53,5	7,4	48,7	10,0	-2,143	<0,05
Nachgiebigkeit/nicht-Neinsagen-können	50,5	15,8	49,1	9,0	-0,382	ns
Konzentrationsstörungen	52,8	8,0	48,9	10,1	-1,907	ns
Starke Gefühlsschwankungen/ Launenhaftigkeit	54,2	8,2	49,2	9,5	-2,049	<0,05
Verlassensangst	53,3	9,5	50,0	10,3	-1,986	<0,05
Suizidalität	**51,3**	**8,0**	**49,3**	**8,9**	**-3,407**	**<0,001**
Nachtragend sein	51,9	7,3	49,4	9,9	-0,625	ns
Verbale Aggressivität	54,7	6,6	49,6	9,8	-2,002	<0,05
Magisches Denken	49,1	10,7	48,7	10,2	-0,216	ns
Gehemmte Gefühle	50,6	8,9	51,0	9,6	-0,097	ns
Selbstvertrauen	**43,1**	**11,0**	**50,9**	**9,6**	**-3,319**	**<0,001**
Extraversion/ Offenheit	47,5	13,3	50,4	10,1	-1,051	ns
Geselligkeit	49,1	10,1	48,9	9,6	-0,347	ns
Offenheit für Neues	47,3	12,1	48,8	9,6	-1,003	ns
Fröhlichkeit	45,7	11,2	50,0	10,4	-1,971	<0,05
Streben nach Aufmerksamkeit/ Bewunderung	46,6	14,2	50,0	10,6	-0,510	ns
Tatendrang	43,9	16,8	49,8	10,1	-1,137	ns
Hedonismus	48,3	9,4	51,0	10,3	-1,057	ns
Risikobereitschaft	53,3	11,5	52,5	9,5	-0,342	ns
Geld ausgeben	48,1	13,4	50,8	10,0	-0,548	ns
Selbstbehauptung	**45,1**	**9,5**	**52,4**	**8,6**	**-2,944**	**<0,005**
Unverträglichkeit	49,5	10,3	52,0	9,5	-1,035	ns
Gewissenlosigkeit	52,3	11,5	52,0	9,5	-0,172	ns
Rechthaberische Arroganz	48,7	6,5	51,6	10,0	-1,525	ns
Falschheit	47,7	11,8	51,4	9,6	-1,053	ns
Misstrauen	53,3	12,0	49,7	10,1	-1,199	ns
Gewalttätigkeit	52,3	10,5	51,9	10,2	-0,479	ns
Einfühlsamkeit/ Mitgefühl	47,9	8,9	48,3	9,0	-0,290	ns
Gewissenhaftigkeit, Kontrolliertheit	45,7	5,9	49,7	10,6	-1,625	ns
Ausdauer/Sorgfalt	50,2	12,1	50,3	9,9	-0,616	ns
Planung	44,9	8,8	50,7	10,4	-2,338	<0,05
Ordnungsstreben/ Normorientierung	45,9	6,1	48,6	10,2	-1,063	ns
Arbeitsorientierung/ Arbeitssucht	46,7	7,9	50,4	9,7	-1,814	ns

4.2.5 TIPI-Mittelwertsunterschiede Persönlichkeitsstörungen - Normstichprobe

Bei den Patienten der Stichprobe des Maßregelvollzugs, bei denen im SKID-II (auch) eine Antisoziale oder eine Borderline-Persönlichkeitsstörung diagnostiziert worden war, erfolgte jeweils ein gesonderter Vergleich mit der Eichstichprobe. Aufgrund zu geringer Fallzahlen beschränkte sich diese Berechnung auf die beiden am häufigsten vertretenen Persönlichkeitsstörungen.

Für die Patienten mit der Diagnose einer Antisozialen Persönlichkeitsstörung ergaben sich für eine Globalskala und sieben Subskalen signifikante Mittelwertsunterschiede im Vergleich zur Kontrollgruppe (in Tabelle 15 fett hervorgehoben). Die mittleren T-Werte lagen sämtlich innerhalb des statistischen Normbereichs.

Signifikante Unterschiede zeigten sich für diese Gruppe auf Globalskalenebene in einem erhöhten ‚Neurotizismus'. Auf Subskalenniveau waren die Faktoren ‚Grübeln', ‚Ungerechtigkeitsgefühl' und ‚Suizidalität' signifikant erhöht. Erniedrigt zeigten sich die Faktoren ‚Selbstvertrauen', ‚Fröhlichkeit', ‚Selbstbehauptung' und ‚Planung'.

Für die Gruppe der Maßregelvollzugspatienten mit einer Borderline-Persönlichkeitsstörung ergaben sich für zwei Globalskalen und elf Subskalen signifikante Mittelwertsunterschiede im Vergleich zur Kontrollgruppe (in Tabelle 16 fett hervorgehoben). Dabei lagen in vier Subskalen die mittleren T-Werte außerhalb des statistischen Normbereichs (in der Tabelle kursiv hervorgehoben).

Auf Ebene der Big-Four zeigte sich ein erhöhter ‚Neurotizismus' sowie eine erniedrigte ‚Gewissenhaftigkeit/Kontrolliertheit'. Außerhalb des statistischen Normbereichs erhöht waren die Faktoren ‚Ungerechtigkeitsgefühl' (M = 62,3), ‚Starke Gefühlsschwankungen/Launenhaftigkeit' (M = 60,1), ‚Suizidalität' (M = 60,1) sowie ‚Selbstvertrauen' (erniedrigt, M = 38,5). Ebenfalls signifikante Unterschiede zeigten sich in den Subskalen ‚Grübeln', ‚Unselbstständigkeit', ‚Körperliche Beschwerden/Erschöpfung', ‚Konzentrationsstörungen', ‚Gewalttätigkeit' (sämtlich erhöht) sowie ‚Ausdauer/Sorgfalt' und ‚Planung' (erniedrigt).

Tabelle 15: Patienten der ‚Stichprobe Lippstadt' mit einer Antisozialen Persönlichkeitsstörung im Vergleich zur Eichstichprobe

TIPI-Skala	Stichprobe Lippstadt Antisoziale PS (n = 21)		Eichstichprobe (n = 508)		U-Test	
	M	SD	M	SD	Z	p
Neurotizismus vs. seel. Gesundheit	**55,5**	**12,8**	**48,3**	**9,3**	**-2,703**	**<0,01**
Ablehnungssensibilität	50,6	9,5	47,8	9,2	-0,664	ns
Grübeln	**55,4**	**6,7**	**49,9**	**9,5**	**-2,959**	**<0,005**
Unselbstständigkeit	51,1	4,9	47,9	9,8	-1,391	ns
Ungerechtigkeitsgefühl	**58,1**	**11,3**	**49,6**	**9,6**	**-3,343**	**<0,001**
Körperliche Beschwerden/ Erschöpfung	52,4	9,7	48,7	10,0	-1,712	ns
Nachgiebigkeit/nicht-Neinsagen-können	49,1	14,6	49,1	9,0	-1,280	ns
Konzentrationsstörungen	53,6	11,7	48,9	10,1	-1,634	ns
Starke Gefühlsschwankungen/ Launenhaftigkeit	55,2	13,6	49,2	9,5	-1,672	ns
Verlassensangst	53,5	9,7	50,0	10,3	-1,765	ns
Suizidalität	**53,4**	**11,6**	**49,3**	**8,9**	**-4,317**	**<0,001**
Nachtragend sein	49,7	14,6	49,4	9,9	-0,369	ns
Verbale Aggressivität	55,1	11,1	49,6	9,8	-1,958	ns
Magisches Denken	50,7	10,8	48,7	10,2	-0,428	ns
Gehemmte Gefühle	51,6	10,3	51,0	9,6	-0,394	ns
Selbstvertrauen	**42,5**	**10,3**	**50,9**	**9,6**	**-4,230**	**<0,001**
Extraversion/ Offenheit	49,9	11,1	50,4	10,1	-0,698	ns
Geselligkeit	51,1	7,6	48,9	9,6	-1,286	ns
Offenheit für Neues	52,6	14,1	48,8	9,6	-1,217	ns
Fröhlichkeit	**45,4**	**6,5**	**50,0**	**10,4**	**-2,695**	**<0,01**
Streben nach Aufmerksamkeit/ Bewunderung	49,0	8,5	50,0	10,6	-0,623	ns
Tatendrang	46,4	11,1	49,8	10,1	-1,044	ns
Hedonismus	49,5	14,6	51,0	10,3	-1,495	ns
Risikobereitschaft	54,0	12,9	52,5	9,5	-0,267	ns
Geld ausgeben	52,0	13,1	50,8	10,0	-0,257	ns
Selbstbehauptung	**48,0**	**7,3**	**52,4**	**8,6**	**-2,592**	**<0,01**
Unverträglichkeit	52,4	12,9	52,0	9,5	-0,548	ns
Gewissenlosigkeit	53,6	13,9	52,0	9,5	-0,127	ns
Rechthaberische Arroganz	49,3	9,2	51,6	10,0	-1,597	ns
Falschheit	52,2	9,0	51,4	9,6	-0,054	ns
Misstrauen	53,1	15,1	49,7	10,1	-0,336	ns
Gewalttätigkeit	57,4	12,5	51,9	10,2	-2,435	<0,05
Einfühlsamkeit/ Mitgefühl	47,5	6,8	48,3	9,0	-0,352	ns
Gewissenhaftigkeit, Kontrolliertheit	44,7	7,4	49,7	10,6	-2,332	<0,05
Ausdauer/Sorgfalt	45,8	9,4	50,3	9,9	-2,021	<0,05
Planung	**45,5**	**7,3**	**50,7**	**10,4**	**-2,647**	**<0,01**
Ordnungsstreben/ Normorientierung	46,9	6,6	48,6	10,2	-0,607	ns
Arbeitsorientierung/ Arbeitssucht	47,1	10,4	50,4	9,7	-1,648	ns

Tabelle 16: Patienten der ‚Stichprobe Lippstadt' mit einer Borderline-Persönlichkeitsstörung im Vergleich zur Eichstichprobe

TIPI-Skala	Stichprobe Lippstadt Borderline PS (n = 19)		Eichstichprobe (n = 508)		U-Test	
	M	SD	M	SD	Z	p
Neurotizismus vs. seel. Gesundheit	**59,3**	**13,0**	**48,3**	**9,3**	**-3,722**	**<0,001**
Ablehnungssensibilität	52,1	12,1	47,8	9,2	-1,472	ns
Grübeln	**55,5**	**6,7**	**49,9**	**9,5**	**-2,653**	**<0,01**
Unselbstständigkeit	**54,5**	**7,5**	**47,9**	**9,8**	**-3,059**	**<0,005**
Ungerechtigkeitsgefühl	***62,3***	***12,4***	***49,6***	***9,6***	***-4,135***	***<0,001***
Körperliche Beschwerden/ Erschöpfung	**56,8**	**7,1**	**48,7**	**10,0**	**-3,781**	**<0,001**
Nachgiebigkeit/nicht-‚Neinsagen-können	49,9	12,9	49,1	9,0	-0,117	ns
Konzentrationsstörungen	**58,2**	**9,7**	**48,9**	**10,1**	**-3,797**	**<0,001**
Starke Gefühlsschwankungen/ Launenhaftigkeit	***60,1***	***12,5***	***49,2***	***9,5***	***-3,542***	***<0,001***
Verlassensangst	54,5	14,2	50,0	10,3	-2,195	<0,05
Suizidalität	***60,1***	***15,5***	***49,3***	***8,9***	***-5,265***	***<0,001***
Nachtragend sein	51,7	12,9	49,4	9,9	-0,166	ns
Verbale Aggressivität	56,7	11,6	49,6	9,8	-2,173	<0,05
Magisches Denken	52,6	11,3	48,7	10,2	-1,442	ns
Gehemmte Gefühle	54,1	11,3	51,0	9,6	-0,306	ns
Selbstvertrauen	***38,5***	***7,9***	***50,9***	***9,6***	***-5,157***	***<0,001***
Extraversion/ Offenheit	52,1	16,3	50,4	10,1	-1,343	ns
Geselligkeit	50,1	15,0	48,9	9,6	-0,713	ns
Offenheit für Neues	54,3	16,8	48,8	9,6	-1,853	ns
Fröhlichkeit	44,9	10,2	50,0	10,4	-1,759	ns
Streben nach Aufmerksamkeit/ Bewunderung	50,5	9,1	50,0	10,6	-0,104	ns
Tatendrang	47,5	13,4	49,8	10,1	-0,273	ns
Hedonismus	55,8	16,0	51,0	10,3	-1,144	ns
Risikobereitschaft	56,4	14,7	52,5	9,5	-1,444	ns
Geld ausgeben	56,8	19,5	50,8	10,0	-2,158	<0,05
Selbstbehauptung	49,7	10,5	52,4	8,6	-1,108	ns
Unverträglichkeit	53,4	16,6	52,0	9,5	-0,527	ns
Gewissenlosigkeit	53,9	16,7	52,0	9,5	-0,571	ns
Rechthaberische Arroganz	48,2	16,8	51,6	10,0	-0,594	ns
Falschheit	52,8	13,3	51,4	9,6	-1,213	ns
Misstrauen	55,5	16,7	49,7	10,1	-1,587	ns
Gewalttätigkeit	**59,2**	**12,1**	**51,9**	**10,2**	**-2,744**	**<0,01**
Einfühlsamkeit/ Mitgefühl	48,2	9,9	48,3	9,0	-0,085	ns
Gewissenhaftigkeit, Kontrolliertheit	**42,9**	**9,9**	**49,7**	**10,6**	**-3,030**	**<0,005**
Ausdauer/Sorgfalt	**45,0**	**12,9**	**50,3**	**9,9**	**-2,583**	**<0,01**
Planung	**44,1**	**9,4**	**50,7**	**10,4**	**-3,023**	**<0,005**
Ordnungsstreben/ Normorientierung	45,3	8,8	48,6	10,2	-1,464	ns
Arbeitsorientierung/ Arbeitssucht	46,1	9,4	50,4	9,7	-2,065	<0,05

4.2.6 TIPI-Mittelwertsunterschiede Deliktgruppen - Normstichprobe

Die Stichprobe der Maßregelvollzug-Patienten (n = 52) wurde entsprechend der Unterbringungsdelikte in drei Gruppen eingeteilt. Die erste Gruppe bestand aus Probanden die aufgrund von „Tötungs- oder Körperverletzungsdelikten“ (n = 21) untergebracht waren. Die zweite Gruppe bestand aus Probanden, die ein „Sexualdelikt ohne Gewalt“ (n = 17) begangen hatten und in der dritten Gruppe befanden sich die Probanden, die ein „Sexualdelikt mit Gewalt“ (n = 12) begangen hatten. Zwei Probanden blieben bei den folgenden Berechnungen unberücksichtigt, da sie keiner der drei Deliktgruppen zuzuordnen waren (Brandstiftung und Eigentumsdelikt).

Im Vergleich der Gruppe der Straftäter mit „Tötungs-/Körperverletzungsdelikten“ mit der Eichstichprobe ergaben sich für vier Subskalen signifikante Mittelwertsunterschiede im Vergleich zur Kontrollgruppe (in Tabelle 17 fett hervorgehoben). Die mittleren T-Werte lagen innerhalb des statistischen Normbereichs.

Auf Ebene der Big-Four fanden sich keine signifikanten Unterschiede zur Kontrollgruppe. Signifikante Unterschiede zeigten sich in den Facetten ‚Grübeln’ und ‚Suizidalität’ (erhöht), sowie ‚Selbstvertrauen’ und ‚Planung’ (erniedrigt).

Für die Gruppe „Sexualdelikte ohne Gewalt“ ergaben sich für zwei Globalskalen und acht Subskalen signifikante Mittelwertsunterschiede im Vergleich zur Kontrollgruppe (s. Tabelle 18). Der mittlere T-Wert einer Subskala lag außerhalb des statistischen Normbereichs (in der Tabelle kursiv hervorgehoben).

Auf Ebene der Big-Four fanden sich ein signifikant erhöhter ‚Neurotizismus’, sowie eine erniedrigte ‚Unverträglichkeit'. Auf Subskalenebene zeigten sich Unterschiede in den Bereichen ‚Selbstvertrauen’, ‚Selbstbehauptung’, ‚Rechthaberische Arroganz’, Arbeitsorientierung/Arbeitssucht’ (sämtlich erniedrigt) sowie ein außerhalb des statistischen Normbereichs erniedrigtes ‚Selbstvertrauen’. Erhöhte Werte zeigten die Faktoren ‚Grübeln’, ‚Ungerechtigkeitsgefühl’, ‚körperliche Beschwerden/Erschöpfung’ und ‚Suizidalität’.

Für die Deliktkategorie „Sexualdelikte mit Gewalt“ ergaben sich für eine Globalskala und acht Subskalen signifikante Mittelwertsunterschiede im Vergleich zur Kontrollgruppe (in Tabelle 19 fett hervorgehoben). Dabei lagen in drei TIPI-Skalen (eine Global- sowie zwei Subskalen) die mittleren T-Werte außerhalb des statistischen Normbereichs (in Tabelle 19 kursiv hervorgehoben).

Diese Gruppe zeigt einen außerhalb des statistischen Normbereichs erhöhten ‚Neurotizismus’ (M = 61,1). Ebenfalls außerhalb des statistischen Normbereichs erhöht waren die Faktoren ‚Ungerechtigkeitsgefühl’ und ‚Gewalttätigkeit’. Zwar signifikant, aber innerhalb des statistischen Normbereichs erhöht waren die Subskalen ‚Unselbstständigkeit’, ‚Körperliche Beschwerden/Erschöpfung’, ‚Verlassensangst’ und ‚Suizidalität’. Die Faktoren ‚Selbstvertrauen’ und ‚Fröhlichkeit’ waren vermindert.

Tabelle 17: Patienten der ‚Stichprobe Lippstadt' mit Tötungs- oder Körperverletzungsdelikt im Vergleich zur Eichstichprobe

TIPI-Skala	Stichprobe Lippstadt Deliktgruppe Tötungs-/ Körperverletzung (n = 21)		Eichstichprobe (n = 508)		U-Test	
	M	SD	M	SD	Z	p
Neurotizismus vs. seel. Gesundheit	51,1	8,8	48,3	9,3	-1,119	ns
Ablehnungssensibilität	46,4	8,7	47,8	9,2	-0,487	ns
Grübeln	**54,9**	**6,1**	**49,9**	**9,5**	**-2,644**	**<0,01**
Unselbstständigkeit	48,7	9,6	47,9	9,8	-0,674	ns
Ungerechtigkeitsgefühl	54,9	9,7	49,6	9,6	-2,269	<0,05
Körperliche Beschwerden/ Erschöpfung	50,0	10,3	48,7	10,0	-0,902	ns
Nachgiebigkeit/nicht-Neinsagen-können	48,9	13,8	49,1	9,0	-0,778	ns
Konzentrationsstörungen	49,2	9,7	48,9	10,1	-0,203	ns
Starke Gefühlsschwankungen/ Launenhaftigkeit	52,3	10,0	49,2	9,5	-0,835	ns
Verlassensangst	51,9	7,7	50,0	10,3	-0,406	ns
Suizidalität	**52,1**	**10,8**	**49,3**	**8,9**	**-4,067**	**<0,001**
Nachtragend sein	46,7	11,1	49,4	9,9	-1,527	ns
Verbale Aggressivität	51,0	10,5	49,6	9,8	-0,853	ns
Magisches Denken	49,0	10,6	48,7	10,2	-0,104	ns
Gehemmte Gefühle	50,8	11,6	51,0	9,6	-1,221	ns
Selbstvertrauen	**41,7**	**8,7**	**50,9**	**9,6**	**-4,171**	**<0,001**
Extraversion/ Offenheit	46,2	16,8	50,4	10,1	-0,895	ns
Geselligkeit	46,7	16,7	48,9	9,6	-0,079	ns
Offenheit für Neues	49,4	12,9	48,8	9,6	-0,703	ns
Fröhlichkeit	44,5	11,1	50,0	10,4	-2,062	<0,05
Streben nach Aufmerksamkeit/ Bewunderung	43,2	15,2	50,0	10,6	-2,092	<0,05
Tatendrang	44,5	17,3	49,8	10,1	-0,624	ns
Hedonismus	46,7	12,8	51,0	10,3	-1,644	ns
Risikobereitschaft	53,0	12,8	52,5	9,5	-0,023	ns
Geld ausgeben	46,9	19,2	50,8	10,0	-1,327	ns
Selbstbehauptung	46,4	14,2	52,4	8,6	-1,969	<0,05
Unverträglichkeit	46,4	11,0	52,0	9,5	-2,478	<0,05
Gewissenlosigkeit	48,5	8,6	52,0	9,5	-1,981	<0,05
Rechthaberische Arroganz	44,7	15,1	51,6	10,0	-2,288	<0,05
Falschheit	47,6	11,7	51,4	9,6	-1,492	ns
Misstrauen	48,7	8,0	49,7	10,1	-0,784	ns
Gewalttätigkeit	52,9	10,1	51,9	10,2	-0,977	ns
Einfühlsamkeit/ Mitgefühl	49,3	9,6	48,3	9,0	-0,452	ns
Gewissenhaftigkeit, Kontrolliertheit	46,8	11,3	49,7	10,6	-1,610	ns
Ausdauer/Sorgfalt	48,4	9,8	50,3	9,9	-0,769	ns
Planung	**45,2**	**9,0**	**50,7**	**10,4**	**-2,673**	**<0,01**
Ordnungsstreben/ Normorientierung	48,5	9,9	48,6	10,2	-0,058	ns
Arbeitsorientierung/ Arbeitssucht	47,9	9,9	50,4	9,7	-1,755	ns

Tabelle 18: Patienten der ‚Stichprobe Lippstadt' mit Sexualdelikten ohne Gewalt im Vergleich zur Eichstichprobe

TIPI-Skala	Stichprobe Lippstadt Deliktgruppe Sexualdelikte ohne Gewalt (n = 17)		Eichstichprobe (n = 508)		U-Test	
	M	SD	M	SD	Z	p
Neurotizismus vs. seel. Gesundheit	**54,6**	**9,7**	**48,3**	**9,3**	**-2,713**	**<0,01**
Ablehnungssensibilität	49,8	7,8	47,8	9,2	-1,232	ns
Grübeln	**56,1**	**8,4**	**49,9**	**9,5**	**-2,690**	**<0,01**
Unselbstständigkeit	53,8	8,9	47,9	9,8	-2,277	<0,05
Ungerechtigkeitsgefühl	**57,6**	**8,9**	**49,6**	**9,6**	**-2,962**	**<0,005**
Körperliche Beschwerden/ Erschöpfung	**54,4**	**7,4**	**48,7**	**10,0**	**-2,721**	**<0,01**
Nachgiebigkeit/nicht-Neinsagen-können	51,8	18,1	49,1	9,0	-0,073	ns
Konzentrationsstörungen	54,8	10,1	48,9	10,1	-2,377	<0,05
Starke Gefühlsschwankungen/ Launenhaftigkeit	51,7	10,9	49,2	9,5	-0,552	ns
Verlassensangst	49,6	13,3	50,0	10,3	-0,707	ns
Suizidalität	**57,2**	**14,9**	**49,3**	**8,9**	**-4,450**	**<0,001**
Nachtragend sein	50,1	15,7	49,4	9,9	-0,753	ns
Verbale Aggressivität	50,5	9,8	49,6	9,8	-0,290	ns
Magisches Denken	44,4	9,8	48,7	10,2	-1,726	ns
Gehemmte Gefühle	50,5	10,0	51,0	9,6	-0,872	ns
Selbstvertrauen	***37,1***	***13,5***	***50,9***	***9,6***	***-5,036***	***<0,001***
Extraversion/ Offenheit	43,5	14,7	50,4	10,1	-2,243	<0,05
Geselligkeit	47,6	9,6	48,9	9,6	-0,781	ns
Offenheit für Neues	46,2	10,2	48,8	9,6	-1,208	ns
Fröhlichkeit	44,0	13,3	50,0	10,4	-2,251	<0,05
Streben nach Aufmerksamkeit/ Bewunderung	44,8	10,3	50,0	10,6	-2,038	<0,05
Tatendrang	44,0	15,5	49,8	10,1	-1,671	ns
Hedonismus	46,3	10,9	51,0	10,3	-1,777	ns
Risikobereitschaft	51,2	9,5	52,5	9,5	-1,313	ns
Geld ausgeben	49,4	12,2	50,8	10,0	-0,501	ns
Selbstbehauptung	**40,6**	**12,7**	**52,4**	**8,6**	**-4,171**	**<0,001**
Unverträglichkeit	**44,1**	**11,8**	**52,0**	**9,5**	**-2,789**	**<0,01**
Gewissenlosigkeit	46,6	11,8	52,0	9,5	-2,086	<0,05
Rechthaberische Arroganz	**41,4**	**14,9**	**51,6**	**10,0**	**-3,008**	**<0,005**
Falschheit	45,9	12,7	51,4	9,6	-1,770	ns
Misstrauen	50,6	14,3	49,7	10,1	-0,477	ns
Gewalttätigkeit	47,4	10,4	51,9	10,2	-1,547	ns
Einfühlsamkeit/ Mitgefühl	48,1	9,2	48,3	9,0	-0,109	ns
Gewissenhaftigkeit, Kontrolliertheit	46,0	11,1	49,7	10,6	-1,014	ns
Ausdauer/Sorgfalt	51,3	15,3	50,3	9,9	-0,054	ns
Planung	47,6	11,4	50,7	10,4	-1,145	ns
Ordnungsstreben/ Normorientierung	45,8	9,0	48,6	10,2	-0,723	ns
Arbeitsorientierung/ Arbeitssucht	**44,5**	**6,7**	**50,4**	**9,7**	**-2,906**	**<0,005**

Tabelle 19: Patienten der ‚Stichprobe Lippstadt' mit gewalttätigen Sexualdelikten im Vergleich zur Eichstichprobe

TIPI-Skala	Stichprobe Lippstadt Deliktgruppe Sexualdelikte mit Gewalt (n = 12)		Eichstichprobe (n = 508)		U-Test	
	M	SD	M	SD	Z	p
Neurotizismus vs. seel. Gesundheit	***61,1***	***14,4***	***48,3***	***9,3***	***-3,231***	***<0,005***
Ablehnungssensibilität	55,3	12,4	47,8	9,2	-1,824	ns
Grübeln	56,2	7,1	49,9	9,5	-2,366	<0,05
Unselbstständigkeit	**54,6**	**5,7**	**47,9**	**9,8**	**-2,601**	**<0,01**
Ungerechtigkeitsgefühl	***64,3***	***14,3***	***49,6***	***9,6***	***-3,432***	***<0,001***
Körperliche Beschwerden/ Erschöpfung	**56,8**	**7,0**	**48,7**	**10,0**	**-2,950**	**<0,005**
Nachgiebigkeit/nicht-Neinsagen-können	51,4	16,4	49,1	9,0	-0,321	ns
Konzentrationsstörungen	56,4	12,0	48,9	10,1	-1,978	<0,05
Starke Gefühlsschwankungen/ Launenhaftigkeit	57,9	15,8	49,2	9,5	-2,221	<0,05
Verlassensangst	**59,0**	**10,7**	**50,0**	**10,3**	**-3,182**	**<0,005**
Suizidalität	**57,1**	**11,5**	**49,3**	**8,9**	**-4,069**	**<0,001**
Nachtragend sein	55,2	13,2	49,4	9,9	-1,245	ns
Verbale Aggressivität	57,8	10,8	49,6	9,8	-2,143	<0,05
Magisches Denken	50,2	12,1	48,7	10,2	-0,066	ns
Gehemmte Gefühle	55,8	11,6	51,0	9,6	-1,226	ns
Selbstvertrauen	**41,8**	**7,5**	**50,9**	**9,6**	**-3,313**	**<0,001**
Extraversion/ Offenheit	50,9	11,4	50,4	10,1	-0,023	ns
Geselligkeit	50,0	6,0	48,9	9,6	-0,520	ns
Offenheit für Neues	52,2	18,6	48,8	9,6	-0,247	ns
Fröhlichkeit	**43,8**	**5,4**	**50,0**	**10,4**	**-2,716**	**<0,01**
Streben nach Aufmerksamkeit/ Bewunderung	52,9	7,7	50,0	10,6	-0,876	ns
Tatendrang	48,3	13,8	49,8	10,1	-0,169	ns
Hedonismus	56,0	18,7	51,0	10,3	-0,378	ns
Risikobereitschaft	55,6	9,2	52,5	9,5	-0,815	ns
Geld ausgeben	55,8	16,0	50,8	10,0	-1,020	ns
Selbstbehauptung	50,8	6,0	52,4	8,6	-0,930	ns
Unverträglichkeit	58,7	13,6	52,0	9,5	-1,614	ns
Gewissenlosigkeit	59,8	14,5	52,0	9,5	-1,705	ns
Rechthaberische Arroganz	53,7	8,9	51,6	10,0	-0,284	ns
Falschheit	53,9	13,7	51,4	9,6	-1,186	ns
Misstrauen	59,6	17,6	49,7	10,1	-2,032	<0,05
Gewalttätigkeit	***61,1***	***10,1***	***51,9***	***10,2***	***-2,877***	***<0,005***
Einfühlsamkeit/ Mitgefühl	46,6	8,0	48,3	9,0	-0,878	ns
Gewissenhaftigkeit, Kontrolliertheit	44,1	6,0	49,7	10,6	-2,121	<0,05
Ausdauer/Sorgfalt	45,3	9,5	50,3	9,9	-1,423	ns
Planung	44,6	4,3	50,7	10,4	-2,493	<0,05
Ordnungsstreben/ Normorientierung	45,0	6,9	48,6	10,2	-1,407	ns
Arbeitsorientierung/ Arbeitssucht	50,2	8,8	50,4	9,7	-0,140	ns

Tabelle 20: Verteilung der spezifischen Persönlichkeitsstörungen der ‚Stichprobe Lippstadt', gegliedert nach Deliktgruppen

	Deliktgruppen							
Persönlichkeitsstörung	**Tötungsdelikte u. Körperverletzung**		**Sexualdelikte ohne Gewalt**		**Sexualdelikte mit Gewalt**		**Summe**	
Paranoide PS	1	4,8%	0	0%	0	0%	1	2,0%
Schizoide PS	2	9,5%	1	5,9%	1	8,3%	4	8,0%
Antisoziale PS	9	42,9%	3	17,6%	5	41,7%	17	34,0%
Borderline- PS	6	28,6%	5	29,4%	0	0%	11	22,0%
Narzisstische PS	1	4,8%	1	5,9%	1	8,3%	3	6,0%
Zwanghafte PS	0	0%	0	0%	1	8,3%	1	2,0%
Selbstunsichere PS	0	0%	1	5,9%	3	25,0%	4	8,0%
Dependente PS	0	0%	3	17,6%	0	0%	3	6,0%
Depressive PS	1	4,8%	0	0%	0	0%	1	2,0%
Nicht näher bez. PS	1	4,8%	3	17,6%	1	8,3%	5	10,0%
Summe 2	21	100,0%	17	100,0%	12	100,0%	50	100,0%

Tabelle 21: Verteilung der aktuellen Diagnose der ‚Stichprobe Lippstadt', gegliedert nach Deliktgruppen

	Deliktgruppen							
aktuelle Diagnose	**Tötungsdelikte u. Körperverletzung**		**Sexualdelikte ohne Gewalt**		**Sexualdelikte mit Gewalt**		**Summe**	
Pädophilie	2	9,5%	14	82,4%	4	33,3%	20	40,0%
Sadismus	2	9,5%	0	0%	0	0%	2	4,0%
Sonst. sexuelle Deviation	2	9,5%	1	5,9%	0	0%	3	6,0%
Paranoide PS	1	4,8%	0	0%	0	0%	1	2,0%
Schizoide PS	2	9,5%	0	0%	0	0%	2	4,0%
Antisoziale PS	4	19,0%	1	5,9%	4	33,3%	9	18,0%
Borderline-PS	7	33,3%	1	5,9%	2	16,7%	10	20,0%
Narzisstische PS	1	4,8%	0	0%	1	8,3%	2	4,0%
Selbstunsichere PS	0	0	0	0	1	3%	1	2,0%
Summe 2	21	100,0%	17	100,0%	12	100,0%	50	100,0%

5 Diskussion

Gegenstand der vorliegenden Untersuchung war die Frage, in welcher Form sich aufgrund einer Persönlichkeitsstörung stationär behandelte bzw. strafgerichtlich untergebrachte Patienten im Vergleich zur Allgemeinbevölkerung im TIPI darstellen. Ferner sollte überprüft werden, ob sich charakteristische Merkmale einzelner Persönlichkeitsstörungen im TIPI-Profil zeigen lassen. Darüber hinaus erstreckte sich die Untersuchung auf die Frage, ob und ggf. welche Unterschiede im TIPI-Profil sich bei den untergebrachten persönlichkeitsgestörten Straftätern in Abhängigkeit von der Art ihrer Delinquenz finden lassen. In den folgenden Kapiteln werden die wichtigsten Ergebnisse zur Beantwortung dieser Fragestellungen zusammengefasst und hinsichtlich ihrer Aussagekraft und Bedeutung diskutiert. Abschließend werden Anregungen für weitergehende Untersuchungen dargestellt.

5.1 Stichprobe Aachen

Die Gruppe der in der Klinik für Psychiatrie und Psychotherapie des Universitätsklinikums Aachen behandelten persönlichkeitsgestörten Patienten (‚Stichprobe Aachen') zeigt einen im Vergleich zur Allgemeinbevölkerung signifikant erhöhten ‚Neurotizismus'. Die Persönlichkeitsdimension des ‚Neurotizismus' betrifft die Fähigkeit einer Person zur Bewältigung externer und interner Anforderungen (Becker 2003, S. 19). Diese Fähigkeiten scheinen bei den Aachener Patienten nicht hinreichend ausgeprägt, was möglicherweise wesentlicher Anlass zur stationären Aufnahme gewesen ist. Die Patienten verspürten einen ausgeprägten Leidensdruck, da sie die im Alltag an sie gerichteten „externen bzw. internen Anforderungen" nicht mehr ausreichend bewältigen konnten.

Betrachtet man die Abweichungen im TIPI-Profil dieser Stichprobe auf Subskalenniveau, fällt auf, dass diejenigen Persönlichkeitsfacetten, die relativ direkt zu einem subjektiven Leidensgefühl führen, wie z.B. ein erhöhtes ‚Ungerechtigkeitsgefühl' und niedriges ‚Selbstvertrauen', bei den persönlichkeitsgestörten Patienten signifikant stärker ausgeprägt sind als in der entsprechenden Vergleichsgruppe. Diejenigen Faktoren, die vermehrt Beeinträchtigungen des sozialen Umfelds nach sich ziehen, wie beispielsweise ‚Verbale Aggressivität/Nachtragend sein' oder ‚Rechthaberische Arroganz', zeigen sich dagegen mit Ausnahme der Facette ‚Starke Gefühlsschwankungen/Launenhaftigkeit' im Vergleich zur Kontrollgruppe nicht signifikant verändert. Dies ist vermutlich auf die Verteilung der Persönlichkeitsstörungen in dieser Stichprobe zurückzuführen. Bei keinem Patienten dieser Stichprobe lagen die Kriterien einer Antisozialen, Narzisstischen oder Histrionischen Persönlichkeitsstörung vor. Ebenso fanden sich in dieser Gruppe keine dem DSM-IV Cluster A zugeordneten Persönlichkeitsstörungen.

Die Verteilung der spezifischen Persönlichkeitsstörung in der Aachener Stichprobe sowie die o. g. Besonderheiten in den TIPI-Skalen sind sicher vor dem Hintergrund zu sehen, dass es sich hier ausschließlich um Patienten handelte, die aufgrund eines subjektiven Krankheits-/Leidensgefühls therapeutische Hilfe in Anspruch genommen hatten. Diejenigen Persönlichkeitsstörungen, die in dieser Stichprobe nicht vertreten waren, führen häufig nicht zu einem entsprechend hohen subjektiven Leidensdruck, so dass die Betroffenen zumeist nicht aufgrund eines psychischen Beschwerdebildes von sich aus eine psychiatrische Behandlung aufsuchen.

Betrachtet man innerhalb der Aachener Stichprobe nur die an einer Borderline-Persönlichkeitsstörung leidenden Patienten, ist insbesondere das Ausmaß der Abweichungen im TIPI-Profil im Vergleich zur Kontrollgruppe auffällig. Mit Ausnahme der Globalskala ‚Gewissenhaftigkeit, Kontrolliertheit' lagen sämtliche signifikant abweichenden mittleren T-Werte außerhalb des statistischen Normbereichs. Es zeigt sich im TIPI-Profil die für Borderline-Patienten typische erhöhte Launenhaftigkeit und emotionale Instabilität. Sie neigen zu verbaler Aggressivität, sind reizbar und impulsiv und können sich aufgrund rasch ändernder Gefühle schlecht für etwas entscheiden. Die Patienten sind im Vergleich zur Allgemeinbevölkerung erhöht suizidgefährdet. Die Facette der erhöhten ‚Suizidalität' im TIPI beinhaltet ebenfalls die für diese Patienten typische Tendenz zu selbstverletzendem Verhalten. Es zeigt sich eine mangelnde Lebensplanung und verminderte Kontrolliertheit. Im TIPI ebenfalls deutlich zu erkennen, ist das negative Selbstbild der Patienten in Verbindung mit einem niedrigen Selbstwertgefühl und der für eine Borderline-Störung charakteristischen erhöhten Verlassensangst. Es fällt ihnen jedoch schwer, ihre Gefühle offen zu zeigen und sie misstrauen der Freundlichkeit anderer.

Bei Betrachtung der Patienten mit Depressiver Persönlichkeitsstörung fällt ähnlich wie bei den Borderline-Patienten das Ausmaß der Veränderungen im Vergleich zur Kontrollgruppe auf. Auch in dieser Gruppe waren die mittleren T-Werte zahlreicher Faktoren weit außerhalb des statistischen Normbereichs verändert. Im TIPI zeigt sich die für diese Patienten typische Grübelneigung und stark erhöhte Suizidalität. Auch das Gefühl der eigenen Unzulänglichkeit und Wertlosigkeit spiegelt sich im TIPI-Profil wider. Die Patienten haben eine geringe Selbstachtung und eine verminderte Fröhlichkeit. An dieser Stelle sei darauf hingewiesen, dass eine niedrige Ladung auf dem Faktor ‚Fröhlichkeit' im TIPI nicht gleichzusetzen ist mit Unglücklichsein. Sie deutet vielmehr auf ein introvertiertes, ernstes Temperament, das bei Patienten mit Depressiver Persönlichkeitsstörung tatsächlich häufig zu finden ist (s. DSM-IV 1996, S. 821ff). Auch das geringe Durchsetzungsvermögen, das passive Verhalten und die Neigung zu körperlichen Beschwerden dieser Patienten sind im TIPI-Profil zu erkennen. Das im TIPI erhöhte ‚Ungerechtigkeitsgefühl', also der Eindruck, vom Leben benachteiligt und ungerecht behandelt zu werden, entspricht im Wesentlichen dem entsprechenden Forschungskriterium Nr. 5 des DSM-IV (ist negativistisch, kritisch und verurteilend gegen andere). Im TIPI-Profil nicht erkennbar ist dagegen die in der Regel ausgeprägte Neigung dieser Patienten zu Schuldgefühlen und Gewissensbissen. Sie zeigen hingegen eine verminderte Ausprägung der Dimension ‚Gewissenhaftigkeit/Kontrolliertheit', was auf ein vermindertes Pflichtbewusstsein und geringe Normorientierung hinweisen würde.

5.2 Stichprobe Lippstadt

Die Patienten der Abteilung für persönlichkeitsgestörte Straftäter des Westfälischen Zentrums für forensische Psychiatrie in Lippstadt/Eickelborn zeigen in ihrem TIPI-Profil ebenfalls deutliche Unterschiede zur männlichen Allgemeinbevölkerung. Sie zeigen eine deutlich geringere ,seelische Gesundheit' als die Kontrollgruppe. Signifikant erniedrigt ist auch die Persönlichkeitsdimension der ,Gewissenhaftigkeit/Kontrolliertheit' mit den Subskalen ,Planung' und ,Arbeitsorientierung/Arbeitssucht'.

Im Hinblick auf die ,Arbeitsorientierung/Arbeitssucht' muss jedoch bedacht werden, dass sich die untersuchte Gruppe in einer sehr speziellen Lebenssituation befand. Die Merkmale Leistungsorientierung und Stellenwert der Arbeit sind bei Patienten im Maßregelvollzug nur eingeschränkt verwertbar, da sie sich nicht in einer mit der Referenzgruppe vergleichbaren Arbeitssituation befinden. Ebenso muss man die niedrige Ausprägung auf dem Faktor ,Planung' kritisch beurteilen. Patienten im Maßregelvollzug stellen sich im Vergleich zur Allgemeinbevölkerung weniger der Anforderung bzw. sie haben in vielen Bereichen gar nicht die Möglichkeit, ihr Leben in allen Einzelheiten zu planen, da ihr Alltag deutlich von externen Faktoren bestimmt wird. Die Ergebnisse der Patienten im Maßregelvollzug können also immer nur vor dem Hintergrund dieser ganz speziellen Lebenssituation interpretiert werden. Schließlich befanden sich die Patienten zum Untersuchungszeitpunkt im Mittel bereits seit 7,1 Jahren in einer freiheitsentziehenden Maßregel, die wenig Platz lässt für eine individuelle Gestaltung des Alltagslebens.

Die niedrige Ausprägung der ,Gewissenhaftigkeit/Kontrolliertheit' spiegelt das bei diesen Patienten häufig erniedrigte Pflichtbewusstsein sowie die Neigung zu normverletzendem Verhalten wider. Auf Subskalenebene zeigt sich diese Abweichung im Hinblick auf ,Ordnungsstreben/Normorientierung' jedoch nicht.

Die Globalskalen ,Extraversion/Offenheit' und ,Unverträglichkeit' sind für diese Gruppe nicht signifikant verändert. Signifikante Unterschiede zeigen sich jedoch in den Subskalen ,Fröhlichkeit' und ,Selbstbehauptung' (erniedrigt). Erstaunlicherweise ist die Persönlichkeitsfacette ,Rechthaberische Arroganz' bei diesen Patienten im Vergleich zur Normalbevölkerung ebenfalls geringer ausgeprägt. Die Patienten würden demnach die Meinung anderer im Vergleich zur Allgemeinbevölkerung mehr respektieren und andere gleichwertig behandeln. Diese für eine Gruppe von Straftätern unerwartete Auffälligkeit im TIPI wirft die Frage auf, inwieweit das TIPI-Profil eines Patienten mit seinem tatsächlich gezeigten Verhalten bzw. mit Fremdbeurteilungen übereinstimmt.

Die Differenz zwischen Selbst- und Fremdbeurteilung ist ein generelles Problem in der Diagnostik von Persönlichkeitsstörungen (s. Bronisch 2003). Eine Studie an gesunden Probanden konnte zwar zeigen, dass im Allgemeinen eine gute Korrelation der TIPI-Profile mit Fremdbeurteilungen vorliegt (Becker 2003, S.74ff). Dies scheint aber auf Patienten des Maßregelvollzugs nicht einfach übertragbar zu sein, worauf an anderer Stelle noch näher einzugehen sein wird (s. Kap. 5.2.3).

Es erstaunt an den Ergebnissen der Stichprobe aus dem Maßregelvollzug ebenfalls, dass die Patienten auf den Subskalen ‚Normorientierung', ‚Gewalttätigkeit', ‚Falschheit' und ‚Gewissenlosigkeit' keine signifikant niedrigere bzw. höhere Ausprägung als die Vergleichsgruppe haben. Dies wäre eigentlich bei einer Patientengruppe aus dem Maßregelvollzug zu erwarten gewesen, da bei ihnen in der Vergangenheit offensichtlich ein gesellschaftliche Normen verletzendes Verhalten vorgelegen hat, und zwar in vielen Fällen in Form eines gewalttätigen Verhaltens.

Man könnte vielleicht hinter diesem Ergebnis bereits erzielte Therapieerfolge vermuten, wodurch die entsprechenden Persönlichkeitsfacetten der Patienten inzwischen „normalisiert" worden wären. Die hohe Korrelation der bei Aufnahme gestellten SKID-Diagnosen mit den zum Untersuchungszeitpunkt bestehenden aktuellen klinischen Diagnosen der Patienten lässt diesen Schluss jedoch kaum zu. Es war im Hinblick auf die Persönlichkeitsstörungen im bisherigen Therapieverlauf offenbar zu keiner wesentlichen Veränderung gekommen. Schließlich dauerte die Unterbringung dieser Patienten gerade aufgrund einer weiterhin angenommenen Gefahr schwerwiegender normverletzender Verhaltensweisen weiter an.

Es ist also eher zu vermuten, dass die Maßregelpatienten Antworttendenzen im Hinblick auf eine soziale Erwünschtheit gezeigt haben. Dies wird gestützt durch den Befund, dass auch in der o.g. Studie die Faktoren ‚Gewissenhaftigkeit/Kontrolliertheit' und ‚Unverträglichkeit' die Globalskalen mit den niedrigsten Übereinstimmungen zwischen Fremd- und Selbstbeurteilung waren (Becker 2003, S.74ff). Auf den Aspekt von Antworttendenzen wird in Kap. 5.2.3 noch ausführlicher eingegangen.

Das unerwartete TIPI-Profil der Maßregelpatienten kann auch ein Hinweis auf ein mangelndes Symptombewusstsein und eine Externalisierungstendenz der Betroffenen sein. Patienten des Maßregelvollzugs würden sich selbst demnach nicht als unverträglich sehen und ihr Verhalten nicht als gesellschaftliche Normen verletzend erleben. Sie zeigen jedoch eine hohe Ausprägung auf dem Faktor ‚Ungerechtigkeitsgefühl', sehen sich also eher in einer Opferrolle.

Aber auch die Patienten der Aachener Stichprobe zeigen auf dem Faktor ‚Ungerechtigkeitsgefühl' eine hohe Ausprägung. Kombiniert mit einem niedrigen ‚Selbstvertrauen' (ebenfalls in beiden Stichproben signifikant) scheint das subjektive Gefühl, benachteiligt/ungerecht behandelt zu werden, ein wichtiger genereller Aspekt von Persönlichkeitsstörungen zu sein, unabhängig von der spezifischen Störung.

Sowohl die Patienten der Aachener Psychotherapiestation als auch die Patienten des Maßregelvollzugs unterscheiden sich in der Persönlichkeitsdimension ‚Neurotizismus' signifikant von ihrer entsprechenden Vergleichsgruppe. Dieser Befund ist in beiden Gruppen auch auf Subskalenniveau ähnlich. Ein deutlicher Unterschied zeigt sich jedoch bei Betrachtung der Subskalen ‚Ablehnungssensibilität' und ‚Nachgiebigkeit/nicht-Neinsagen-Können', die lediglich in der Aachener Stichprobe deutlich erhöht sind. Dies geht vermutlich auf die starken Unterschiede in der Verteilung der einzelnen Persönlichkeitsstörungen zurück (s. Kap. 4.1.1 und 4.2.2).

Auffällig ist, dass sämtliche signifikanten Unterschiede der Gesamt-Stichprobe aus dem Maßregelvollzug sowohl auf Globalskalen als auch auf Subskalenniveau keine mittleren T-Werte außerhalb des statistischen Normbereichs zeigen, worin sie sich im TIPI-Profil deutlich von der Aachener Stichprobe unterscheiden. Dies dürfte wahrscheinlich damit zusammenhängen, dass die Aachener Patienten aufgrund subjektiven Leidensdrucks therapeutische Hilfe aufgesucht haben. Die Maßregelpatienten waren dagegen primär durch ein delinquentes Verhalten auffällig geworden, das bei einer nachfolgenden psychiatrischen Untersuchung mit einer Persönlichkeitsstörung in Verbindung gebracht worden war. Möglicherweise litten die Aachener Patienten also an einer klinisch „schwerer" ausgeprägten Persönlichkeitsstörung. Dies wird gestützt durch die Annahme eines kontinuierlichen Übergangs von der normalen zur gestörten Persönlichkeit.

5.2.1 Cluster-Vergleich

Im Vergleich der einzelnen Cluster nach DSM-IV der Maßregelpatienten mit der Kontrollgruppe fällt auf, dass Patienten mit Störungen aus dem Cluster A im TIPI-Profil keinen erhöhten ‚Neurotizismus' im Vergleich zur Kontrollgruppe aufweisen. Eine hohe Ausprägung dieser Persönlichkeitsdimension wird jedoch in der Regel bei allen Persönlichkeitsstörungen gefunden, da er für eine ‚geringe seelische Gesundheit' steht. Auch sind die Faktoren ‚magisches Denken' und ‚Misstrauen' in dieser Gruppe nicht stärker ausgeprägt als in der Vergleichsgruppe. Dies wäre jedoch für Störungen aus dem Cluster A zu erwarten, zumal gerade die Neigung zu magischen Denkinhalten ein spezifisches diagnostisches Kriterium einer Schizotypischen Persönlichkeitsstörung darstellt. Ein erhöhtes Misstrauen stellt sogar ein zentrales Element sowohl der paranoiden als auch der Schizotypischen Persönlichkeitsstörung dar. Dieses Ergebnis erstaunt umso mehr, als sogar die Patienten der ‚Stichprobe Aachen', in der sich kein Patient mit der Diagnose einer Cluster-A-Störung befand, eine signifikant höhere Ausprägung auf dem Faktor ‚Misstrauen' haben als ihre Kontrollgruppe. Es muss an dieser Stelle noch einmal darauf hingewiesen werden, dass acht Patienten die Teilnahme an der Studie verweigerten. Es könnte also ein Selektionseffekt im Hinblick auf den Faktor ,Misstrauen' vorliegen, da eventuell gerade die „Verweigerer" übermäßig misstrauisch waren.

Auch eine verminderte ,Extraversion/Offenheit' lässt sich für die Maßregelvollzugspatienten mit einer Cluster A Störung im TIPI-Profil nicht zeigen, obschon ein sozial zurückgezogenes und einzelgängerisches Verhalten als typisch für die schizoide wie die Schizotypische Persönlichkeitsstörung angesehen wird (s. Kap. 1.2.4.1.2 & 1.2.4.1.3). Die Ergebnisse dieses Cluster-Vergleichs müssen jedoch angesichts der kleinen Fallzahl in der Gruppe der Cluster-A-Störungen äußerst zurückhaltend beurteilt werden. Bei einer derart kleinen Gruppe kann für dieses Cluster nicht von repräsentativen Ergebnissen ausgegangen werden.

Patienten mit Persönlichkeitsstörungen aus dem DSM-IV Cluster B fallen im Vergleich zur Allgemeinbevölkerung durch eine signifikant erniedrigte ,Gewissenhaftigkeit/Kontrolliertheit' auf. Sie sind spontan und planen nicht auf lange Sicht. Diese Auffälligkeiten im TIPI-Profil sind durchaus mit den im DSM-IV geforderten Kriterien dieser Persönlichkeitsstörungen konform. Ebenso zeigt sich das im DSM-IV beschriebene wenig ausgeprägte Selbstwertgefühl im TIPI-Profil in der Facette erniedrigtes ,Selbstvertrauen'. Patienten dieser Gruppe sind leicht erregbar, aufbrausend, schnell reizbar und neigen zu Kontrollverlust und gewalttätigem Verhalten.

Bei der Betrachtung einzelner Störungen innerhalb dieses Clusters zeigen Patienten mit einer Borderline-Persönlichkeitsstörung deutlich stärkere Abweichungen von der Kontrollgruppe als Patienten mit der Diagnose einer Antisozialen Persönlichkeitsstörung. Wie auch in den DSM-IV-Kriterien zeigen Borderline-Patienten eine ausgeprägte emotionale Labilität. Sie sind, wie auch die Borderline-Patienten der ,Stichprobe Aachen', vermehrt reizbar und impulsiv. Auch in dieser Gruppe zeigt sich die deutlich erhöhte Suizidalität dieser Patienten. Auch die Charakteristika der mangelnden Lebensplanung und fehlenden Ausdauer lassen sich im TIPI-Profil wiederfinden. Es zeigt sich ein geringes Pflichtbewusstsein. Das im TIPI-Profil erniedrigte ,Selbstvertrauen' spiegelt auch hier das negative Selbstbild und niedrige Selbstwertgefühl der Patienten. Die vermindert ausgeprägte Persönlichkeitsdimension ,Gewissenhaftigkeit/Kontrolliertheit' repräsentiert die Neigung der Patienten zu Kontrollverlust, gewalttätigem Verhalten und Unzuverlässigkeit.

Erstaunlich erscheint zunächst die im Vergleich zur Eichstichprobe nicht vermehrte ,Verlassensangst' der Borderline-Patienten in der ,Stichprobe Lippstadt'. Schließlich gilt eine vermehrte ,Verlassensangst' als ein wichtiges diagnostisches Kriterium einer Borderline-Persönlichkeitsstörung und lässt sich für die Gruppe der Borderline-Patienten der ,Stichprobe Aachen' im TIPI deutlich zeigen. Ursächlich könnte auch hier die besondere Lebenssituation im Maßregelvollzug sein. Der Faktor ,Verlassensangst' im TIPI bezieht sich auf eine „Angst, vom Partner Verlassen zu werden". Die letzte Partnerschaftsbeziehung lag für viele dieser Patienten jedoch bereits lange zurück. Die auf diesem Faktor ladenden Items des TIPI können nicht als prototypische Situationen auf den Lebensraum des Maßregelvollzugs übertragen werden.

Die Gruppe der Patienten mit Antisozialer Persönlichkeitsstörung zeigt im Bezug auf die Persönlichkeitsdimension ‚Unverträglichkeit' auffälligerweise keine signifikante Abweichung zur Allgemeinbevölkerung. Auch weitere Hauptmerkmale einer Antisozialen Persönlichkeitsstörung wie mangelndes Empathievermögen, Täuschung oder Verletzung der Rechte anderer, die im TIPI durch Subskalen wie ‚Gewissenlosigkeit', ‚rechthaberische Arroganz' und ‚Falschheit' repräsentiert sind, zeigen keine signifikanten Abweichungen im Vergleich zur Kontrollgruppe. Auffällig erhöht ist in der Untersuchungsgruppe dagegen das ‚Ungerechtigkeitsgefühl'. Die Patienten sehen sich in der Opferrolle und fühlen sich benachteiligt. Entgegen der bei antisozial gestörten Patienten häufig überhöhten und arroganten Selbsteinschätzung (s. Kap. 1.2.4.2.1) zeigt sich das ‚Selbstvertrauen' im TIPI-Profil in dieser Gruppe unerwartet erniedrigt. Gleiches gilt für die geringe Ausprägung des Faktors ‚Selbstbehauptung', was eigentlich für ein mangelndes Durchsetzungsvermögen und eine Unterwürfigkeit sprechen würde. Lediglich die bei diesen Patienten häufig mangelnde Fähigkeit, vorausschauend zu planen, stellt sich auch im TIPI-Profil dar.

Insgesamt lassen sich zumindest bei der ‚Stichprobe Lippstadt' die diagnostischen Kriterien einer Antisozialen Persönlichkeitsstörung mit dem TIPI nur unbefriedigend darstellen. Für diese Patientengruppe scheint er als Instrument zur differenzierten Darstellung der Persönlichkeit nicht geeignet. Dies lässt sich eventuell auf die bereits erwähnte Antworttendenz zu sozial erwünschtem Verhalten und eine von Fremdbeurteilungen differierende Selbsteinschätzung des Patienten zurückführen.

Die Gruppe der Patienten mit Störungen aus dem Bereich des Cluster C des DSM-IV fällt ebenfalls durch ein erhöhtes ‚Ungerechtigkeitsgefühl' auf. Auch in dieser Patientengruppe wäre bei Betrachtung der DSM-IV-Kriterien eine erhöhte ‚Verlassensangst' zu erwarten gewesen, welche sich im TIPI-Profil jedoch nicht zeigt. Ebenso taucht die insbesondere für zwanghaft persönlichkeitsgestörte Patienten typische mangelnde Flexibilität und hohe Gewissenhaftigkeit im TIPI-Profil nicht auf. Weiterhin wäre eine erhöhte ‚Ablehnungssensibilität' dieser Gruppe zu erwarten gewesen. Patienten mit Cluster C Persönlichkeitsstörungen reagieren in der Regel sehr empfindlich und verletzt auf Kritik und Ablehnung. Auch die für vermeidend-selbstunsicher gestörte Patienten typische soziale Gehemmtheit zeigt sich nicht. Der Faktor ‚gehemmte Gefühle' ist im Vergleich zur Kontrollgruppe nicht signifikant verändert. Ein vermehrtes ‚Grübeln', das bei einer Depressiven Persönlichkeitsstörung in der Regel verstärkt zu finden ist, zeigt sich ebenfalls im TIPI-Profil nicht. Konform zu den DSM-IV-Kriterien spiegelt sich im TIPI lediglich das mangelnde Selbstvertrauen und fehlende Durchsetzungsvermögen dieser Patienten wider.

5.2.2 Vergleich einzelner Deliktkategorien

Diejenigen Patienten, die wegen eines Tötungs- oder Körperverletzungsdelikts im Maßregelvollzug untergebracht waren, zeigen im TIPI-Profil keine höhere Gewalttätigkeit im Vergleich zur männlichen Allgemeinbevölkerung und sehen sich selbst nicht als unverträglich. In der Studie von Becker (2002b) zur Persönlichkeitsstruktur von Gewalttätigen zeigten sich dagegen hiervon deutlich abweichende Ergebnisse. Die von ihm untersuchten Probanden zeigten eine hohe Unverträglichkeit, verhielten sich gewissenlos, waren falsch und neigten zu rechthaberischer Arroganz.

Die Ergebnisse der erwähnten Studie sind jedoch kritisch zu beurteilen. Die von Becker untersuchte Gruppe der Straftäter setzte sich aus 29 Männern mit Gewaltdelikten gegen Personen, 37 Männern ohne Gewaltdelikte sowie 31 Männern, die keine Angabe zu ihren Delikten machten, zusammen. Da die Männer ohne Deliktangabe sich in ihrem TIPI-Profil nicht signifikant von der Gruppe mit Gewaltdelikten unterschieden, diese beiden Gruppen jedoch in mehreren TIPI-Skalen gleichsinnig von der Gruppe ohne Gewalt abwichen, wurden sie als Gruppe ‚Gewaltdelikte und keine Angabe' zusammengefasst. Durch diesen Zusammenschluss kann die Gruppe jedoch hinsichtlich der Interpretation nicht mehr homogen als eine Gruppe ‚Gewalttätiger' betrachtet werden. Auch die von Becker gewählte Eich-Kontrollgruppe ist kritisch zu beurteilen. Die Gruppe der Straftäter bestand ausschließlich aus männlichen Probanden, die gewählte Eich-Kontrollgruppe bestand jedoch aus 633 Frauen und 566 Männern. Im Hinblick auf die TIPI-Skala ‚Gewalttätigkeit' besteht jedoch ein deutlicher geschlechtsspezifischer Unterschied (Becker 2003, S. 87).

Dennoch ist auffällig, dass diejenigen Maßregelvollzugspatienten, die in der Vergangenheit schwerwiegende Gewaltdelikte begangen und sich somit als zumindest potenziell ausgesprochen gewalttätig erwiesen haben, gerade im Bereich ‚Gewalttätigkeit' des TIPI keine Abweichung zur Kontrollgruppe zeigen. Dies mag mit der bereits angesprochenen Problematik einer hohen Antworttendenz bzgl. sozial erwünschter Verhaltensweisen bei der Dimension ‚Unverträglichkeit' und der Facette ‚Gewalttätigkeit' zusammenhängen. Schließlich betrug der Anteil von Patienten mit Antisozialer Persönlichkeitsstörung in dieser Gruppe 42,9 %.

Eine Erklärung könnte aber auch in der bei der untersuchten Maßregelgruppe bereits im Mittel seit 7,1 Jahren andauernden Unterbringung und der in dieser Zeit erfolgten Behandlungsversuche liegen. Möglicherweise haben die untergebrachten Straftäter während der bisherigen Behandlung „gelernt", welche Verhaltensweisen „falsch" sind und an welche gesellschaftlichen Normen sie sich halten sollen. Ob sie sich in einer realen Situation aber tatsächlich entsprechend der in der Therapie vermittelten Inhalte verhalten würden, wird sich erst dann beurteilen lassen, wenn der Patient im Rahmen etwa von Lockerungen auch konkreten Situationen ausgesetzt ist, in denen er seine veränderte Verhaltensbereitschaft unter Beweis stellen muss. Dies muss also nicht bedeuten, dass der Patient die Beantwortung der Items bewusst verfälscht. Vielmehr könnte sich seine Selbsteinschätzung durchaus so geändert haben, dass er meint, künftig in einer entsprechenden Situation das gewünschte Verhalten zu zeigen. Auf die Problematik der aktuellen Kontextbezogenheit der TIPI-Items bei einer Untersuchung im Maßregelvollzug wird an späterer Stelle noch ausführlich eingegangen.

Im Vergleich der Deliktkategorie „Sexualdelikte ohne Gewalt" mit der Eichstichprobe fällt die geringe Ausprägung auf der Skala ‚Unverträglichkeit' auf. Ihrer Einschätzung nach sind diese Patienten eher mitfühlend, empathisch sowie friedliebend. Wie die niedrige Ausprägung auf dem Faktor ‚Selbstbehauptung' zeigt, fällt es ihnen schwer, sich durchzusetzen, sie sind gehemmt und haben sehr wenig Selbstvertrauen. Dieser Befund ist sicher vor dem Hintergrund zu sehen, dass 82,4 % der Patienten dieser Deliktgruppe eine Pädophilie als klinische Hauptdiagnose hatten. Bei pädophilen Straftätern findet sich häufig ein Persönlichkeitsbild, das durch eine verminderte Selbstbehauptung, ein geringes Durchsetzungsvermögen sowie ein selbstunsicheres Verhalten geprägt ist. Sie sind gehemmt, fühlen sich anderen unterlegen und haben oft Schwierigkeiten in zwischenmenschlichen Beziehungen zu Gleichaltrigen (vgl. Hall & Hall 2007).

Die Gruppe der Täter mit „Sexualdelikten mit Gewalt" fällt zunächst durch das Ausmaß der Abweichungen von der Kontrollgruppe auf, welche auf der Ebene einer Globalskala und zweier Subskalen mittlere T-Werte außerhalb des statistischen Normbereichs zeigt. Auch diese Patienten zeigen einen stark erhöhten Neurotizismus. Diese Straftätergruppe ist die einzige, welche nicht nur in der Delinquenzvorgeschichte, sondern auch im TIPI eine im Vergleich zur männlichen Allgemeinbevölkerung erhöhte Gewalttätigkeit aufweist. Dagegen findet sich auch in dieser Gruppe im TIPI nicht die eigentlich zu erwartende Erhöhung der ‚Unverträglichkeit' und ‚Gewissenlosigkeit'.

5.2.3 Probleme beim Einsatz des TIPI im Maßregelvollzug

Der Einsatz des TIPI im Maßregelvollzug ist mit einigen grundsätzlichen Schwierigkeiten verbunden, die teils mit dem Wesen dieser zeitlich unbefristeten strafgerichtlichen Unterbringung, teils mit der Itemkonstruktion des TIPI zusammenhängen.

So ist beim Einsatz von Fragebögen zur Selbstbeschreibung im forensischen Bereich stets mit der Gefahr von Antworttendenzen und Verfälschungen in Richtung sozialer Erwünschtheit zu rechnen (s. Scheurer & Richter 2000). Zwar waren bei der vorliegenden Untersuchung die Patienten eingehend über die Anonymisierung der Ergebnisse und die Unabhängigkeit der Studie von der Maßregeleinrichtung und sonstigen an der Strafvollstreckung beteiligten Institutionen informiert worden. Wahrscheinlich fürchteten einige Patienten dennoch eventuelle Folgen einer zu großen Offenheit in ihren Angaben für ihre weitere Behandlung, insbesondere im Hinblick auf Vollzugslockerungen. Hier könnte für spätere Untersuchungen im forensischen Bereich die Wiedereinführung einer „Lügenskala“ hilfreich sein, die zwar in der TIPI-Version 1 verwendet worden war, die später jedoch aus testökonomischen Gründen wieder entfernt wurde (s. Becker 2003, S. 41).

Ein weiteres Problem ist die Itemkonstruktion des TIPI. Die hier verwendeten Items messen Auftretenswahrscheinlichkeiten, also prototypische Reaktionen auf prototypische Situationen. Viele dieser Situationen können jedoch für Personen, die sich in einem längerfristigen Freiheitsentzug befinden, nicht als prototypisch angesehen werden. Auf die Problematik der Inadäquanz von Items für inhaftierte Personen bei Nutzung von Persönlichkeitsfragebögen, die nicht explizit für diese Gruppe verfasst wurden, haben bereits Scheurer & Richter (2000) sowie Haase et al. (2001) hingewiesen. Viele der im TIPI vorgegebenen Situationen können für Patienten des Maßregelvollzugs insbesondere im Hinblick auf deren langjährige Unterbringungsdauer (s. Kap. 4.2.1) nicht als prototypisch angenommen werden. Vom Patienten wird gefordert sich bei der Beantwortung zahlreicher TIPI-Items Situationen vorzustellen, die in seinem aktuellen Lebenskontext gar nicht existieren. Wie soll beispielsweise ein Patient, der seit sieben Jahren kein Auto gefahren hat, das Item „Im Straßenverkehr halte ich mich ... an die vorgeschriebene Geschwindigkeit, da diese ihren Sinn hat...“ (Item Nr. 017) sinnvoll beantworten.

5.3 Vergleich beider Stichproben

Bei der Beurteilung der Ergebnisse erscheint als erstes die Verteilung der Persönlichkeitsstörungen in den einzelnen Stichproben bedeutsam. In der ‚Stichprobe Aachen' fand sich kein Patient mit einer Persönlichkeitsstörung aus dem Cluster A nach DSM-IV. Im Bereich der Cluster B-Störungen fanden sich ausschließlich Borderline-Persönlichkeitsstörungen. Der überwiegende Teil der Patienten litt an einer Persönlichkeitsstörung des Cluster C bzw. an einer Depressiven Persönlichkeitsstörung, die im Anhang des DSM-IV aufgeführt ist. Die ‚Stichprobe Lippstadt' beinhaltete dagegen Patienten mit Persönlichkeitsstörungen aus allen drei Clustern des DSM-IV. Beim überwiegenden Teil der Patienten fand sich eine Persönlichkeitsstörung des Cluster B. Die Antisoziale sowie die Borderline-Persönlichkeitsstörung waren mit einem Anteil von 22,1 % bzw. 17,9 % am stärksten vertreten.

Diese Verteilung der Persönlichkeitsstörungen in der ‚Stichprobe Lippstadt' zeigt zudem einige Unterschiede zu der von Frädrich und Pfäfflin (2000) beschriebenen Verteilung von Persönlichkeitsstörungen in einer Strafgefangenenpopulation. In der untersuchten Gruppe von Strafgefangenen betrug der Anteil von Störungen aus dem Cluster B 43,3 %. In dieser Gruppe war die Diagnose der Antisozialen Persönlichkeitsstörung mit 36,7 % führend. Im Maßregelvollzug lag der Anteil der Cluster B-Störungen mit 60,2 % deutlich höher. Die größten Anteile entfielen dabei ebenfalls auf die Antisoziale Persönlichkeitsstörung (23,9 %) sowie die Borderline Persönlichkeitsstörung (21,6 %; bei Frädrich & Pfäfflin lediglich 3,3 %). Die Patienten des Maßregelvollzugs zeigten mit einem Anteil von 20,5 %

Cluster C-Störungen deutlich mehr Störungen aus diesem Bereich als die untersuchten Strafgefangenen (7,8 %). Im Strafvollzug entfielen hingegen 22,2 % der Störungen auf Cluster A im Gegensatz zu 12,5 % bei den Patienten im Maßregelvollzug. Der Anteil keinem Cluster zugeordneter Persönlichkeitsstörungen lag in der erwähnten Studie bei 21,1 %, also deutlich höher als im Maßregelvollzug (6,8 %).

Patienten im Maßregelvollzug unterscheiden sich also hinsichtlich der Verteilung der einzelnen Störungen deutlich sowohl von einer Gruppe persönlichkeitsgestörter Patienten einer Psychotherapie-Station als auch von einer Strafgefangenen-Population. Auffällig ist hier der deutlich höhere Anteil an dem Cluster C zugeordneten Persönlichkeitsstörungen im Vergleich zu Strafgefangenen. Inwieweit sich darin eine Tendenz der Gutachter widerspiegelt, Persönlichkeitsstörungen des Cluster C eher als krankheitswertig und schuldfähigkeitsrelevant anzuerkennen als beispielsweise die Antisoziale Persönlichkeitsstörung, muss hier offen bleiben.

Rein phänomenologisch scheinen die im Maßregelvollzug untergebrachten persönlichkeitsgestörten Patienten jedoch im Mittelfeld zwischen den Vergleichsgruppen in der klinischen Allgemeinpsychiatrie und dem Strafvollzug zu liegen. Der Anteil der überwiegend durch dissoziale Aspekte gekennzeichneten Störungen liegt deutlich höher als in der klinischen Allgemeinpsychiatrie, wobei sich in der hier untersuchten Aachener Stichprobe kein Patient mit einer Antisozialen Persönlichkeit befand. Im Vergleich zum Strafvollzug weist der Maßregelvollzug dagegen eine geringere Anzahl an rein dissozial auffälligen Patienten und einen vermehrten Anteil an Persönlichkeitsstörungen auf, die in der Regel nicht mit vermehrter krimineller Auffälligkeit assoziiert werden (z.B. Selbstunsichere und Dependente Persönlichkeitsstörung).

Trotz dieser deutlichen Unterschiede in der Verteilung der Persönlichkeitsstörungen zeigen die TIPI-Profile der Patienten in Aachen und Lippstadt einige Parallelen. Patienten mit Persönlichkeitsstörungen haben eine durchgehend hohe Ausprägung auf dem Faktor ‚Neurotizismus'. Dies ist schlüssig, da diese Persönlichkeitsdimension „seelische" Gesundheit repräsentiert. Personen mit erhöhtem ‚Neurotizismus' haben Schwierigkeiten in der Bewältigung externer und interner Anforderungen. Dies ist ein Hauptmerkmal einer Persönlichkeitsstörung (s. Kap. 1.2.2). Persönlichkeitsgestörte Patienten neigen zu vermehrtem Grübeln und können schlecht von Problemen abschalten, sie leiden an Konzentrationsstörungen und verlieren bei Verzweiflung und Enttäuschung schnell ihren Lebensmut (‚Suizidalität' signifikant erhöht). Sie empfinden sich als vom Leben benachteiligt (‚Ungerechtigkeitsgefühl') und fühlen sich vermehrt schlapp, müde und erschöpft (‚Körperliche Beschwerden'). Sie sind im Vergleich zur Allgemeinbevölkerung emotional labiler und weniger belastbar (‚Starke Gefühlsschwankungen/Launenhaftigkeit'). Es zeigt sich ein vermindertes ‚Selbstvertrauen' und eine geringe Lebenszufriedenheit (Aspekt der Facette ‚Selbstvertrauen'). Die ‚Fröhlichkeit' ist signifikant vermindert. Persönlichkeitsgestörte Patienten zeigen eine verminderte ‚Selbstbehauptung', es fällt ihnen schwer sich durchzusetzen. Zu berücksichtigen ist aber auch hier, dass die einzelnen Persönlichkeitsstörungen in beiden Stichproben nicht homogen verteilt waren. Bei genauerer Betrachtung der einzelnen Störungen haben sich durchaus Differenzen zu diesem „globalen" Ergebnis gezeigt (s. Kap. 5.2.1). Um die Profile einzelner Störungen genauer betrachten zu können, wäre jedoch eine Studie mit größeren Fallzahlen erforderlich.

Gewisse Veränderungen im TIPI-Profil zeigen sich lediglich in der ‚Stichprobe Aachen', also nicht bei den Patienten aus Lippstadt. Die in der klinischen Allgemeinpsychiatrie behandelten Patienten, bei denen Störungen aus dem Bereich des Cluster C überwogen, scheinen deutlich mehr Schwierigkeiten zu haben, ihre Gefühle anderen gegenüber zum Ausdruck zu bringen, sie haben eine hohe Ausprägung auf dem Faktor ‚Gehemmte Gefühle'. Es fällt ihnen schwer, Nein zu sagen, und sie neigen dazu, sich ausnutzen zu lassen (deutlich erhöhte ‚Nachgiebigkeit'). Sie zeigen eine erhöhte ‚Ablehnungssensibilität', das heißt, sie reagieren sehr empfindlich auf Kritik und Ablehnung und neigen dazu, sich von anderen abhängig zu machen. Deutlich zeigt sich in dieser Gruppe eine signifikant erhöhte ‚Arbeitsorientierung/Arbeitssucht'. Diese Persönlichkeitszüge sind charakteristisch für Patienten mit einer dem Cluster C zugeordneten Persönlichkeitsstörung (insbesondere der Zwanghaften Persönlichkeitsstörung). Störungen aus dem Bereich des Cluster C waren mit einem Anteil von 39,5 % in der Aachener Stichprobe deutlich stärker repräsentiert als in der ‚Stichprobe Lippstadt' (20,5 %).

Trotz einiger Parallelen im TIPI-Profil imponiert vor allem das stark unterschiedliche Ausmaß der Abweichungen in den beiden Stichproben. Die mittleren T-Werte der Aachener Patienten weichen in allen signifikanten Bereichen deutlich stärker von ihrer Vergleichsgruppe ab als die Werte der Maßregelvollzugspatienten (vgl. Tabelle 3 u. Tabelle 11). Wie bereits erwähnt könnte dies auf eine klinisch „schwerere" Ausprägung der jeweiligen Persönlichkeitsstörungen und ein ausgeprägteres Krankheitsbewusstsein der Aachener Patienten zurückzuführen sein. Diese Patienten hatten sich bewusst aufgrund ihres subjektiven Leidensdrucks für eine stationäre psychotherapeutische Behandlung entschieden (s. Kap. 5.2).

5.4 Einsatzmöglichkeiten des TIPI im klinischen Kontext

Der Einsatz des TIPI zur Diagnostik von Persönlichkeitsstörungen erscheint zum jetzigen Zeitpunkt im klinischen Bereich (noch) nicht sinnvoll. Zum einen existieren bisher keine Untersuchungen an einer ausreichend großen Probandenzahl, um eine kategoriale Zuordnung eines bestimmten TIPI-Profils als ‚pathologisch' zu ermöglichen. Zum anderen werden wichtige Kriterien, die zur Diagnose einer Persönlichkeitsstörung gehören, wie subjektives Leiden oder Beeinträchtigungen der Umwelt, nicht erfasst. Es finden sich im TIPI keine Skalen zur Messung dieser Faktoren.

Dennoch könnte das TIPI durchaus ein sinnvolles Untersuchungsinstrument im Rahmen einer Therapie darstellen. Ein therapeutischer Nutzen könnte entstehen, wenn im Rahmen der Therapie die Facetten der Persönlichkeit, in welchen der Patient stark von seiner entsprechenden Referenzgruppe abweicht, gezielt betrachtet würden. Zeigt sich dann, dass diese Faktoren stark für den Leidensdruck des Patienten bzw. für Probleme im sozialen Umfeld verantwortlich sind, kann gezielt an diesen Facetten gearbeitet werden; bereits vorhandene Ressourcen könnten gezielt gefördert werden.

Zur Beurteilung von kurzfristigen Therapieerfolgen im Rahmen einer stationären Therapie scheint das TIPI in der jetzigen Form jedoch nicht geeignet. Um Veränderungen während der stationären Therapie erfassen zu können, ist es erforderlich, dass die Patienten sich bei der Beantwortung der Items auf ihre aktuelle Verfassung beziehen. Ein kurzer Bezugszeitraum ist jedoch mit der Itemkonstruktion des TIPI nicht vereinbar. Die TIPI-Items messen Auftretenswahrscheinlichkeiten prototypischer Reaktionen über längere Zeit.

Bei der Beurteilung eines TIPI-Profils am Ende einer stationären Behandlung muss ferner, wie bereits für den Maßregelvollzug erläutert, dem aktuellen Lebenskontext Beachtung geschenkt werden. Der Patient kann vor seiner Entlassung viele der im Rahmen der Therapie eventuell veränderten Verhaltensbereitschaften oft noch gar nicht unter Beweis stellen. Ob er diese veränderten Verhaltensweisen im Alltag tatsächlich zeigen wird, entzieht sich zum Entlasszeitpunkt noch seiner eigenen Beurteilung. Anders stellt sich die Situation im Rahmen einer langfristigen ambulanten Psychotherapie dar, da die Patienten dort meist über mehrere Jahre in ihrem Alltag betreut werden und Therapieerfolge dementsprechend über einen längeren Zeitraum erfasst werden und sich dementsprechend auch in einem veränderten TIPI-Profil niederschlagen könnten.

Auch im Maßregelvollzug bestünde wegen der jahrelangen Unterbringungszeiten die Möglichkeit der Erfassung von Veränderungen über einen langen Zeitraum. Jedoch schränken in diesem Zusammenhang die bereits erwähnten Schwierigkeiten den Einsatz des TIPI im Maßregelvollzug ein. Es wäre nur schwer möglich zu differenzieren, welche Veränderungen im TIPI-Profil durch therapiebedingte Veränderungen von Persönlichkeitsfaktoren und welche als Folge der speziellen Lebenssituation im Maßregelvollzug entstanden sind.

Zusammenfassend steht also mit dem TIPI ein Instrument zur Verfügung, das die Persönlichkeit von Patienten einer Psychotherapiestation offenbar differenziert in einem dimensionalen Modell abbilden kann. Es lassen sich deutlich die Abweichungen dieser Patienten zur Allgemeinbevölkerung zeigen und dem Patienten könnten anhand seines Profils gezielt therapeutische Hilfen angeboten werden. Zur Diagnosestellung einer Persönlichkeitsstörung sowie zur Therapieevaluation erscheint das TIPI zum jetzigen Zeitpunkt dagegen nicht geeignet. Für den Bereich des Maßregelvollzugs erscheint der Einsatz des TIPI in der jetzigen Form ebenfalls wenig sinnvoll. Eine realitätsgetreue Abbildung der Persönlichkeit der hier untergebrachten Rechtsbrecher scheint jedenfalls mittels TIPI nicht möglich.

Ein Einsatz zur Diagnostik von Persönlichkeitsstörungen in der Zukunft scheint nicht völlig ausgeschlossen. Jedoch müssten zunächst weiteren Studien mit entsprechend großem Stichprobenumfang zur Überprüfung der Spezifität der TIPI-Profile für einzelne Störungen und zum Festlegen von Cut-Off-Werten erfolgen. Ferner müsste das TIPI um einige klinische Faktoren, etwa einer Skala zur Messung von subjektivem Leidensdruck, erweitert werden.

Der Einsatz im forensischen Bereich wird vermutlich auch in der Zukunft nur eingeschränkt möglich sein. Hier wäre zunächst zu untersuchen, ob sich durch die Wiederaufnahme einer Lügenskala in das TIPI entsprechende Verfälschungstendenzen kontrollieren lassen.

6 Zusammenfassung

Trotz der hohen Prävalenz von Persönlichkeitsstörungen mangelt es im klinischen Alltag an geeigneten Untersuchungsinstrumenten zur differenzierten und dimensionalen Darstellung der gestörten Persönlichkeit. In der vorliegenden Studie wurde an zwei Stichproben untersucht, wie sich persönlichkeitsgestörte Patienten einer Psychotherapiestation sowie persönlichkeitsgestörte Patienten aus dem Maßregelvollzug im Vergleich zur Allgemeinbevölkerung im Trierer Integrierten Persönlichkeitsinventar darstellen. Dabei wurden einzelne DSM-IV-Cluster in ihrer Darstellung im Trierer Integrierten Persönlichkeitsinventar betrachtet und bei den Maßregelpatienten zudem Unterschiede zwischen einzelnen Deliktkategorien. Abschließend wurden Einsatzmöglichkeiten des Trierer Integrierten Persönlichkeitsinventars im klinisch-psychiatrischen und forensischen Bereich dargestellt und bewertet.

Untersucht wurden 22 freiwillig zu einer mehrwöchigen Psychotherapie auf die Psychotherapiestation des Universitätsklinikums der RWTH Aachen aufgenommene Patienten mit der Diagnose einer Persönlichkeitsstörung sowie 52 in der Abteilung III für Psycho- und Soziotherapie des Westfälischen Zentrums für Forensische Psychiatrie in Lippstadt-Eickelborn untergebrachte persönlichkeitsgestörte Patienten. Beide Stichproben wurden mittels Mann-Whitney-U-Test mit der im Geschlechterverhältnis angeglichenen Normierungsstichprobe des Trierer Integrierten Persönlichkeitsinventars verglichen.

Es zeigte sich, dass persönlichkeitsgestörte Patienten einer Psychotherapiestation sich deutlich von der Allgemeinbevölkerung unterscheiden. Mit dem TIPI ist die differenzierte Abbildung der Persönlichkeit dieser Patienten in einem dimensionalen Modell möglich. Anhand ihres jeweiligen Profils können dem Patienten gezielt therapeutische Hilfen angeboten werden. Eine realitätsgetreue Abbildung der Persönlichkeit von Patienten aus dem Maßregelvollzug scheint dagegen mit dem TIPI nicht möglich. Dies scheint sowohl auf die besondere Lebenssituation des Maßregelvollzugs sowie auf Antworttendenzen und Verfälschungen im Hinblick auf soziale Erwünschtheit zurückzuführen zu sein.

Die Anwendung des TIPI zur Diagnosestellung einer Persönlichkeitsstörung oder zur Therapieevaluation scheint zum jetzigen Zeitpunkt ebenfalls nicht sinnvoll. Der Einsatz zur Diagnosestellung könnte jedoch in Zukunft nach entsprechenden weiteren Studien mit ausreichend großem Stichprobenumfang zur Überprüfung der Spezifität einzelner TIPI-Profile sowie zum Festlegen von Cut-Off-Werten möglich sein.

7 Literaturverzeichnis

Adorno TW, Frankel-Brunswik E, Levinson DJ, Sanford RN in Zusammenarbeit mit Aron B, Hertz Levinson M, Morrow W (1950, 1969) The authoritarian personality. Norton Library, New York

Bartussek E (1996) Faktorenanalytische Gesamtsysteme der Persönlichkeit. In: Amelang M (Hrsg.) Enzyklopädie der Psychologie. Differentielle Psychologie und Persönlichkeitsforschung. Bd. 3: Temperaments- und Persönlichkeitsunterschiede. Hogrefe, Göttingen. S. 51-105

Becker P (1989) Der Trierer Persönlichkeitsfragebogen TPF, Handanweisung, Göttingen, Hogrefe

Becker P (1995) Seelische Gesundheit und Verhaltenskontrolle. Eine integrative Persönlichkeitstheorie und ihre klinische Anwendung, Göttingen, Hogrefe

Becker P (1999) Das Trierer Integrierte Persönlichkeitsinventar (TIPI). Ein neues Verfahren zur umfassenden Diagnostik der normalen und gestörten Persönlichkeit. In: Krampen G, Zayer H, Schönpflug W, Richardt G (Hrsg.) Beiträge zur Angewandten Psychologie. 5. Deutscher Psychologentag und 20. Kongress für Angewandte Psychologie des Berufsverbandes Deutscher Psychologinnen und Psychologen in Berlin. Deutscher Psychologen Verlag, Bonn. S. 449-451

Becker P (2000) Die „Big Two" Seelische Gesundheit und Verhaltenskontrolle: Zwei orthogonale Superfaktoren höherer Ordnung? Zeitschrift für Differentielle und Diagnostische Psychologie 21:113-124

Becker P (2002a) The four-plus-X-factor model as a framework for the description of normal and disordered personality. A pilot study. Trierer Psychologische Berichte Band 29 Heft 1

Becker P (2002b) Zur Persönlichkeitsstruktur von Gewalttätigen: Eine Untersuchung mit dem Trierer Integrierten Persönlichkeitsinventar TIPI. Report Psychologie 27:550-555

Becker P, Kupsch M (2002) The Four-plus-X factor model for the description of normal and disordered personality as an alternative to the Five-Factor model: A test of two models. Trierer Psychologische Berichte 29 Heft 6

Becker P (2003) TIPI. Trierer Integriertes Persönlichkeitsinventar Manual. Hogrefe, Göttingen

Becker P, Quinten C (2003) Persönlichkeitstypen und Persönlichkeitsstörungen bei stationär behandelten Alkoholabhängigen. Zeitschrift für Klinische Psychologie und Psychotherapie 32:104-116

Bleuler E (1911) Dementia praecox oder Gruppe der Schizophrenien. Deuticke, Leipzig, Wien

Boppert E (2005) Persönlichkeit und depressive Störungen, Der Einsatz des Trierer Integrierten Persönlichkeitsinventars im klinischen Bereich. Diplomarbeit, Universität Trier, Fachbereich I, Psychologie

Borkenau, P, Ostendorf F (1994) NEO-Fünf-Faktoren Inventar (NEO-FFI) nach Costa & McCrae. Hogrefe, Göttingen

Bronisch T (2003) Definition, Klassifikation und allgemeine Diagnostik von Persönlichkeitsstörungen. In: Herpertz SC, Saß H (Hrsg.) Persönlichkeitsstörungen. Thieme, Stuttgart, New York. S. 4-16

Cooper AM, Ronningstam E (1992) Narcisstic personality disorder. In: Tasman A, Riba MB (Hrsg.) Review of psychiatry. Vol. 11. American Psychiatric Press, Washington DC. S. 80-97

Costa PT Jr., McCrae RR (1985a) The NEO Personality Inventory Manual. Odessa, FL: Psychological Assessments Ressources

Costa PT Jr., McCrae RR (1989) Neo PI/FFI, Manual Supplement. Odessa, FL: Psychological Assessment Resources

Costa PT Jr., McCrae RR (1992a) Revised NEO Personality Inventory and NEO Five-Factor Inventory. Professional manual. Odessa, FL: Psychological Assessment Resources

Costa PT Jr., McCrae RR (1992b) Four ways five factors are basic. Personality and Individual Differences 13:653-665

Deary IJ (1996) A (latent) Big Five personality model in1915? Reanalysis of Webb´s data. Journal of Personality and Social Psychology 71:992-1005.

Dilling H, Mombour W, Schmidt MH, Schulte-Markwort E (Hrsg. 2006) Internationale Klassifikation psychischer Störungen. ICD-10 Kapitel V (F). Diagnostische Kriterien für Forschung und Praxis. 4. Auflage. Huber, Bern

Eysenck, H. J. (1947). Dimensions of personality. Routledge & Kegan Paul, London

Fazel S, Danesh J (2002) Serious mental disorder in 23.000 prisoners: a systematic review of 62 surveys. Lancet 349:545-550

Fiedler P (2007) Persönlichkeitsstörungen. 6. Aufl. Psychologie Verlags Union, Weinheim

Fisseni H-J (2003) Persönlichkeitspsychologie. Ein Theorienüberblick. 5. Aufl. Hogrefe, Göttingen

Frädrich St, Pfäfflin F (2002) Zur Prävalenz von Persönlichkeitsstörungen bei Strafgefangenen. Recht & Psychiatrie 18:95-104

Fromm E (1979) Haben oder Sein. dtv, München

Fydrich T, Schmitz B (1995) Persönlichkeitsstörungen: Beiträge zur Diagnostik, Prävention und Validität. In: Schmitz B, Fydrich T, Limbacher K (Hrsg.) Diagnostik und Psychotherapie bei Persönlichkeitsstörungen. Beltz, Weinheim

Guilford JP (1964) Persönlichkeit, Logik, Methodik und Ergebnisse ihrer quantitativen Erforschung. Beltz, Weinheim

Haase C, Hinrichs G, Görges U (2001) Der „Persönlichkeitsfragebogen für Inhaftierte" (PFI). Möglichkeiten und Grenzen der Differentialdiagnostik bei Strafgefangenen Delinquenten. Zeitschrift für Differentielle und Diagnostische Psychologie 22:291-303

Hall RCW, Hall RCW (2007) A Profile of Pedophilia: Definition, Characteristics of Offenders, Recidivism, Treatment Outcomes, and Forensic Issues. Mayo Clinic Proceedings 82: 457-471

Herpertz S C, Saß H (2003) Allgemeine Epidemiologie, Verlauf und Prognose. In: Herpertz SC, Saß H (Hrsg.) Persönlichkeitsstörungen. Thieme, Stuttgart, New York. S. 165-176

Herpertz, S. C., Wenning B (2003) Spezifische Persönlichkeitsstörungen: Diagnose, Ätiologie und Psychotherapie. In: Herpertz SC, Saß H (Hrsg.) Persönlichkeitsstörungen. Thieme, Stuttgart, New York. S. 60-147

Herpertz SC (2003) Schizotypische Persönlichkeitsstörung. In: Herpertz SC, Saß H (Hrsg.) Persönlichkeitsstörungen. Thieme, Stuttgart, New York. S. 137-140

Hoch P, Polatin P (1949) Pseudoneurotic forms of schizophrenia. Psychiatry Quaterly 23:248-276

Koch JLA (1891-1893) Die psychopathischen Minderwertigkeiten. Maier, Ravensburg

Koehler K, Saß H (1984) Diagnostisches und Statistisches Manual Psychischer Störungen (DSM-III), Beltz, Weinheim

Kraepelin E (1883-1915) Psychiatrie. Ein Lehrbuch für Studierende und Ärzte (1.-8. Aufl.).Barth, Leipzig

Kretschmer E (1921) Körperbau und Charakter (23./24. Aufl. 1961). Springer, Berlin

Leygraf N (2004) Persönlichkeitsauffällige Täter im Straf- und Maßregelvollzug - wer gehört wohin? Persönlichkeitsstörungen 8:93-103

Loranger AW, Sartorius N, Andreoli A, Berger P, Buchheim P, Channabasavana SM, Coid B, Dahl A, Diekstra RWF, Ferguson B, Jacobsberg LB, Mombour W, Pull C, Ono Y, Regier DA (1994) The International Peronality Disorders Examination: IPDE. The WHO/ADAMHA international pilot study of personality disorders. Archives of General Psychiatry 51: 215-224

MaierW, Lichtermann D, Klinger T, Heun R, Hallmayer J (1992) Prevalences of personality disorders (DSM-III-R) in the community. Journal of Personality Disorders 6:187-196.

McKenzie J (1998) Fundamental flaws in the five factor model: A reanalysis of the seminal correlation matrix from which the "openness-to-experience" factor was extracted. Personality and Individual Differences 24:475-480

Müller-Isberner R, Eucker S, Herpertz SC (2003) Dissoziale Persönlichkeitsstörung. In: Herpertz SC, Saß H (Hrsg.) Persönlichkeitsstörungen. Thieme, Stuttgart, New York. S. 71-84

Parnas J, Schulsinger F, Schulsinger H, Mednick SA, Teasdale TW (1982) Behavioral precursers of schizophrenia spectrum. A prospectiv study. Archives of General Psychiatry 39:658-664

Pinel P (1809) Traité médico-philosophique sur l'aliénation mentale (2. Aufl.). Brosson, Paris

Prichard JC (1835) A treatise on insanity and other disorders affecting the mind. Sherwood, Gilbert, Piper, London

Reich J, YatesW, Nduaguba M. (1989) Prevalence of DSM-III personality disorders in the community. Social Psychiatry and Psychiatric Epidemiology 24:12-16

Rost J (1996) Lehrbuch Testtheorie, Testkonstruktion. Huber, Bern

Rush B (1812) Medical inquiries and observations upon the diseases of the mind. Kimber, Richardson, Philadelphia, (Hafner Press, New York, 1962)

Saß H (1987) Psychopathie-Soziopathie-Dissozialität. Zur Differentialtypologie der Persönlichkeitsstörungen. Springer, Berlin

Saß H (1988) Angst und Angstfreiheit bei Persönlichkeitsstörungen. In: Hippius H (Hrsg.) Angst: Leitsymptom psychiatrischer Krankheiten. Springer, Berlin. S. 87-93

Saß H, Wittchen H-U, Zaudig M (1996) Diagnostisches und statistisches Manual psychischer Störungen DSM-IV. Übersetzt nach der vierten Auflage des Diagnostic and statistical manual of mental disorders der American Psychiatric Association. Hogrefe, Göttingen

Saß H, Wittchen HU, Zaudig M, Houben I (2003) Diagnostisches und Statistisches Manual Psychischer Störungen DSM-IV-TR, Textrevidierte Fassung. Übersetzt nach der vierten Auflage des Diagnostic and Stastistical Manual of Mental Disorders TR der American Psychiatric Association. Hogrefe, Göttingen

Scheurer H, Richter P (2000) Psychologische Persönlichkeitsdiagnostik: Zur Bedeutung von Persönlichkeitsfragebogen bei der Begutachtung der Schuldfähigkeit. In: Kröber H-L, Steller M (Hrsg.) Psychologische Begutachtung im Strafverfahren. Indikationen, Methoden, Qualitätsstandards. Steinkopff, Darmstadt

Schneider K (1923) Die psychopathischen Persönlichkeiten, 1. Aufl. (9. Aufl. 1950). Thieme, Leipzig

Steinmeyer EM, Pukrop R (2003) Konzeptbildung der Persönlichkeitsstörung aus der Sicht der Persönlichkeitspsychologie und klinischen Psychologie. In: Herpertz SC, Saß H (Hrsg.) Persönlichkeitsstörungen. Thieme, Stuttgart, New York. S. 52-59

Stuart S, Pfohl B, Battaglia M, Bellodi L, Grove W, Cadoret R (1998) The coocurrence of DSM-II-R personality disorders. Journal of personality disorders 12:302-315

Wälte D (2003) Selbstunsichere Persönlichkeitsstörung. In: Herpertz SC, Saß H (Hrsg.) Persönlichkeitsstörungen. Thieme, Stuttgart, New York. S. 117-131

Williams JBW, Gibbon M, First MB, Spitzer RL, Davis M, Borus J, Howes MJ, Kane J, Pope HG, Rounsaville B, Wittchen H-U (1992) The Structured Clinical Interview for DSM III-R (SCID) II. Multi-site test retest reliability. Archives of General Psychiatrie 49:630-636

Wittchen H-U, Saß H, Zaudig M, Koehler K (1991) Diagnostisches und Statistisches Manual Psychischer Störungen. DSM-III-R. Übersetzt nach der Revision der dritten Auflage des Diagnostic and Statistical Manual of Mental Disorders der American Psychiatric Association. Deutsche Bearbeitung u. Einführung. 3. Aufl. Beltz, Weinheim

Wittchen H-U, Zaudig M, Fydrich T (1997) SKID Strukturiertes Klinisches Interview für DSM-IV Achse I und II Handanweisung, Version 2.0. Hogrefe, Göttingen

Zimmermann M, Corryll W (1990) Diagnosing personality disorders in the community. A comparison of self- report and interview measures. Archives of General Psychiatry 47:527-531

8 Anhang (Abbildungen)

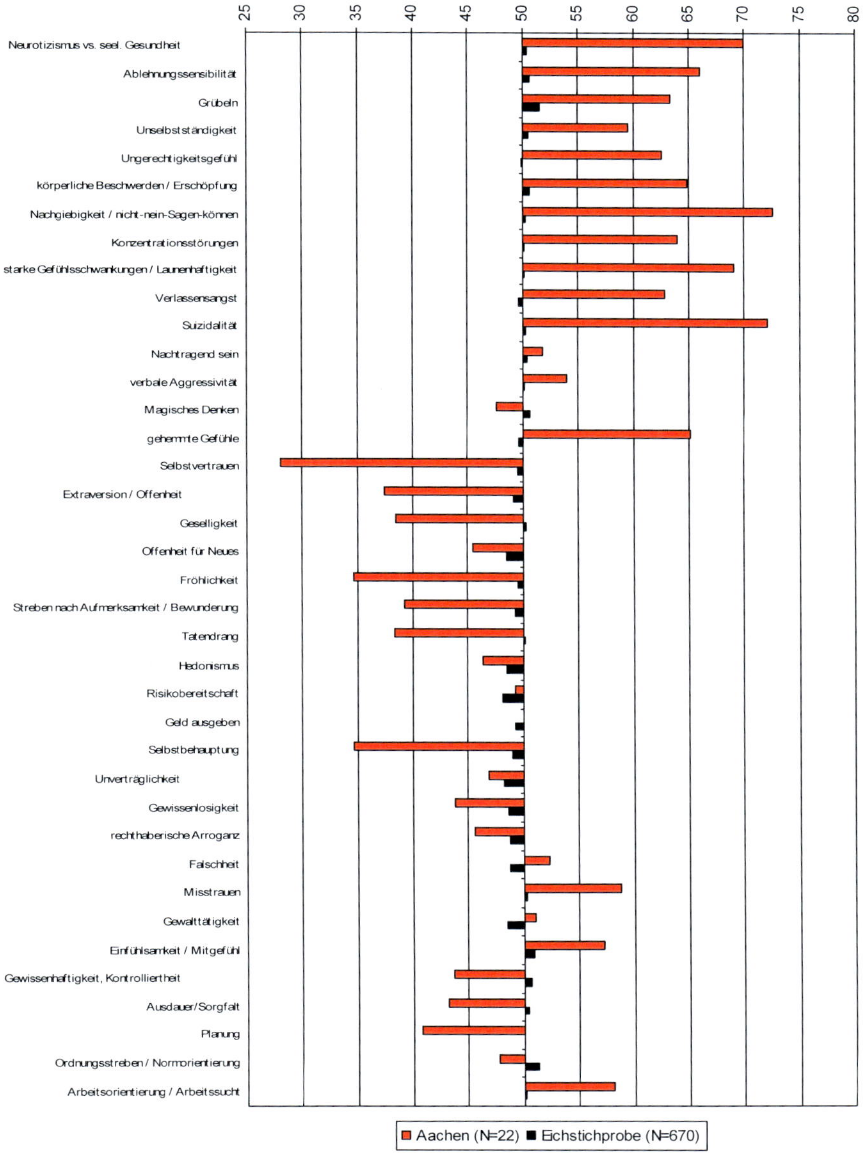

Abb. A1: Mittelwerte der TIPI-Skalen der Aachener Stichprobe im Vergleich zur Eichstichprobe

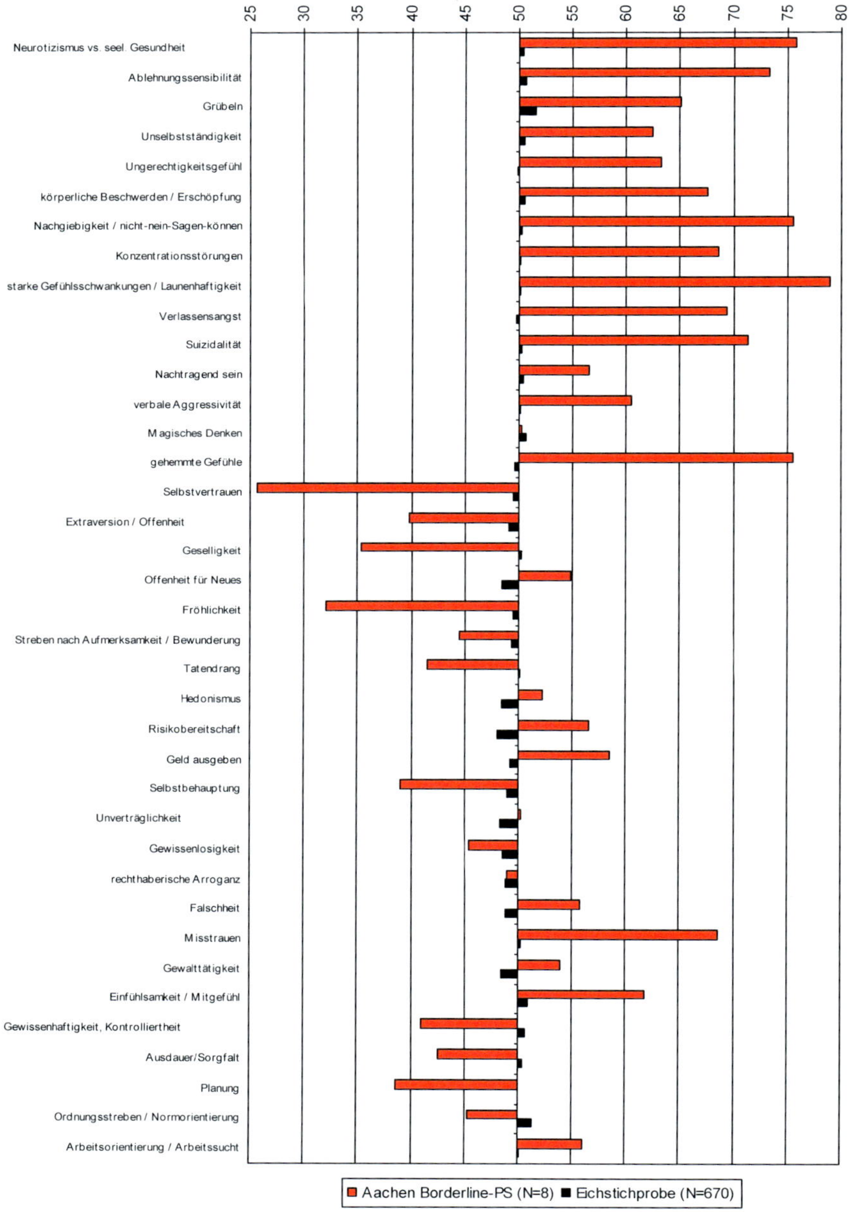

Abb. A2: Patienten der Aachener Stichprobe mit einer Borderline-Persönlichkeitsstörung im Vergleich zur Eichstichprobe

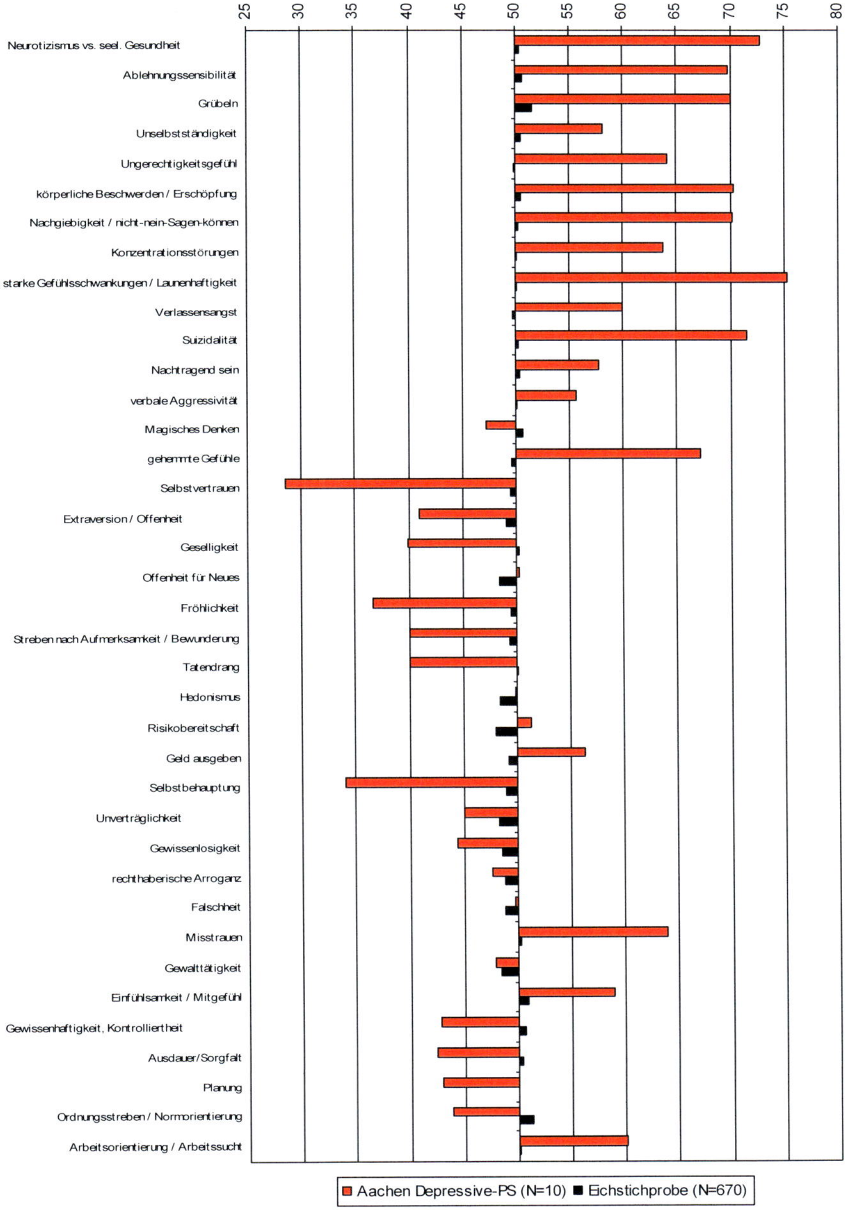

Abb. A3: Patienten der Aachener Stichprobe mit einer Depressiven Persönlichkeitsstörung im Vergleich zur Eichstichprobe

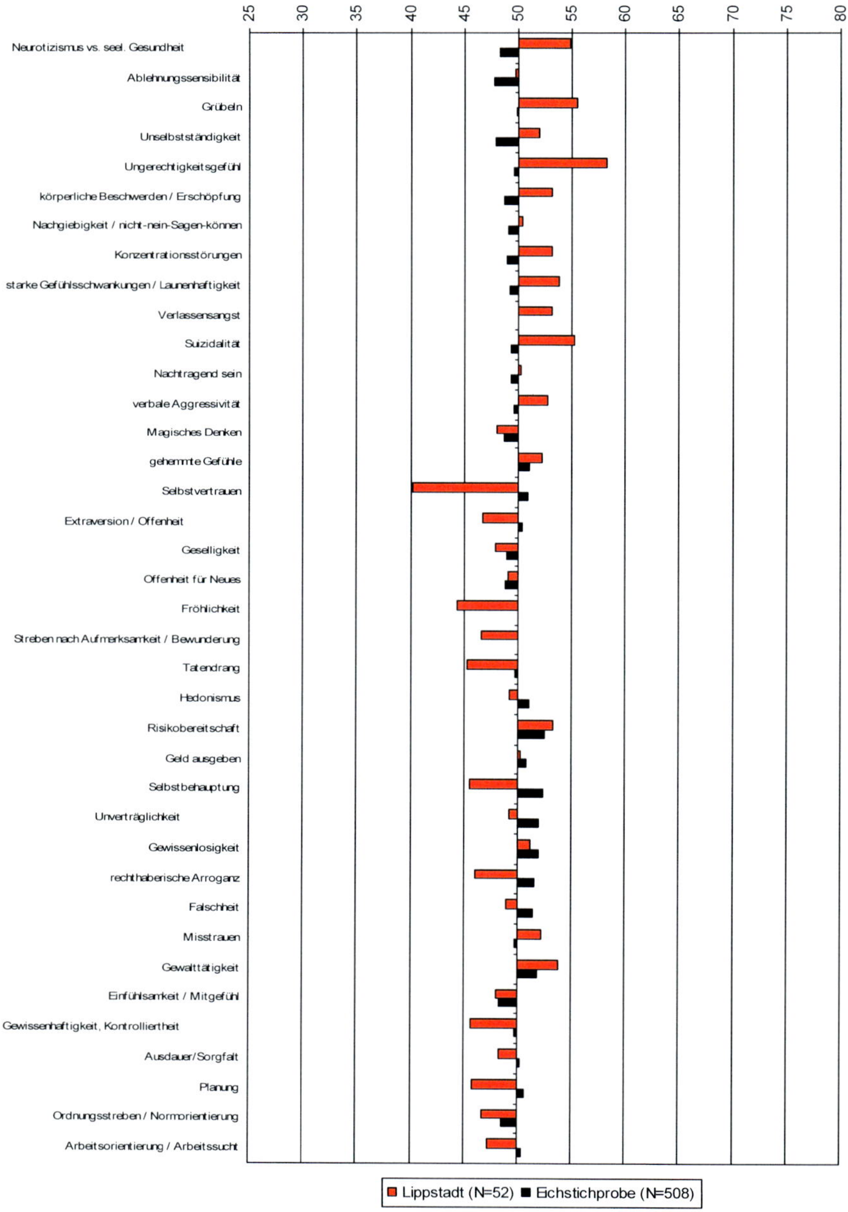

Abb. A4: Mittelwerte der TIPI-Skalen der ‚Stichprobe Lippstadt' im Vergleich zur Eichstichprobe

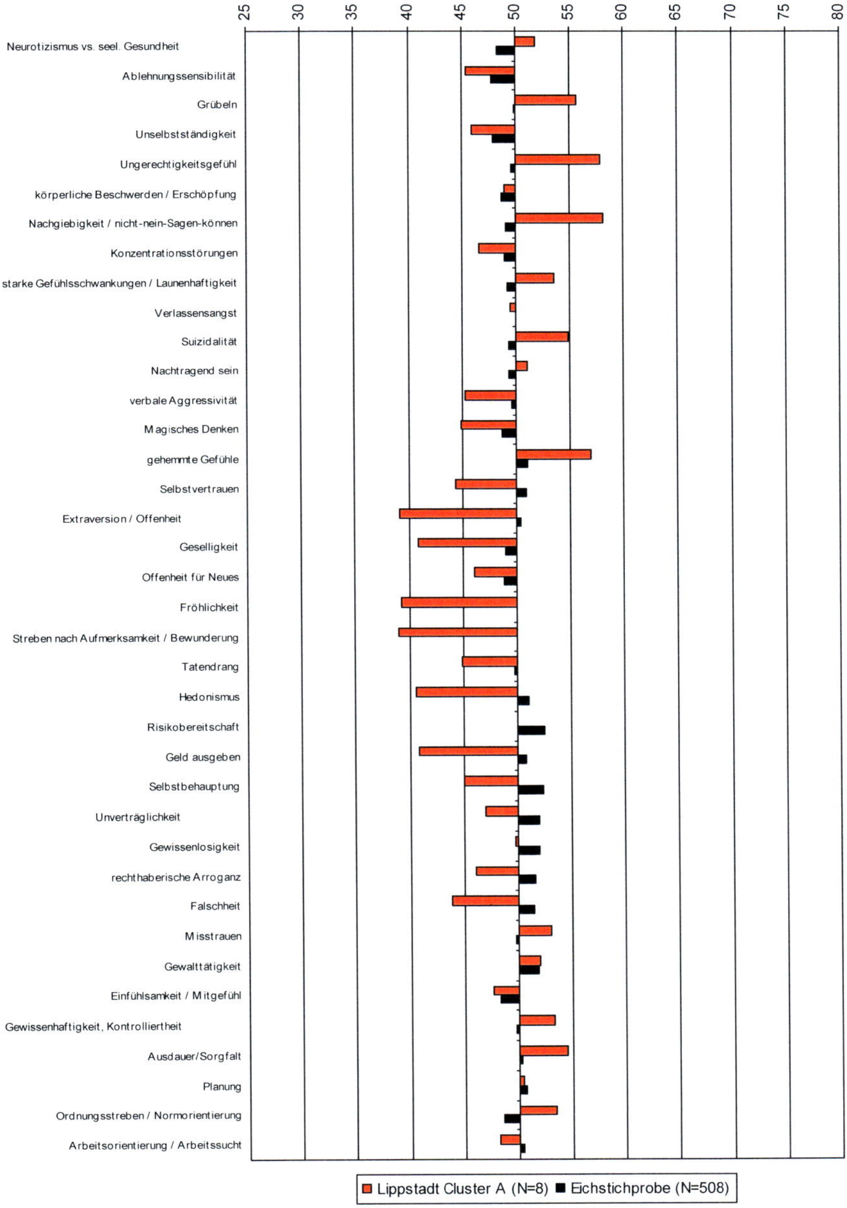

Abb. A5: Patienten der ‚Stichprobe Lippstadt' mit einer dem Cluster A zugeordneten Persönlichkeitsstörung im Vergleich zur Eichstichprobe

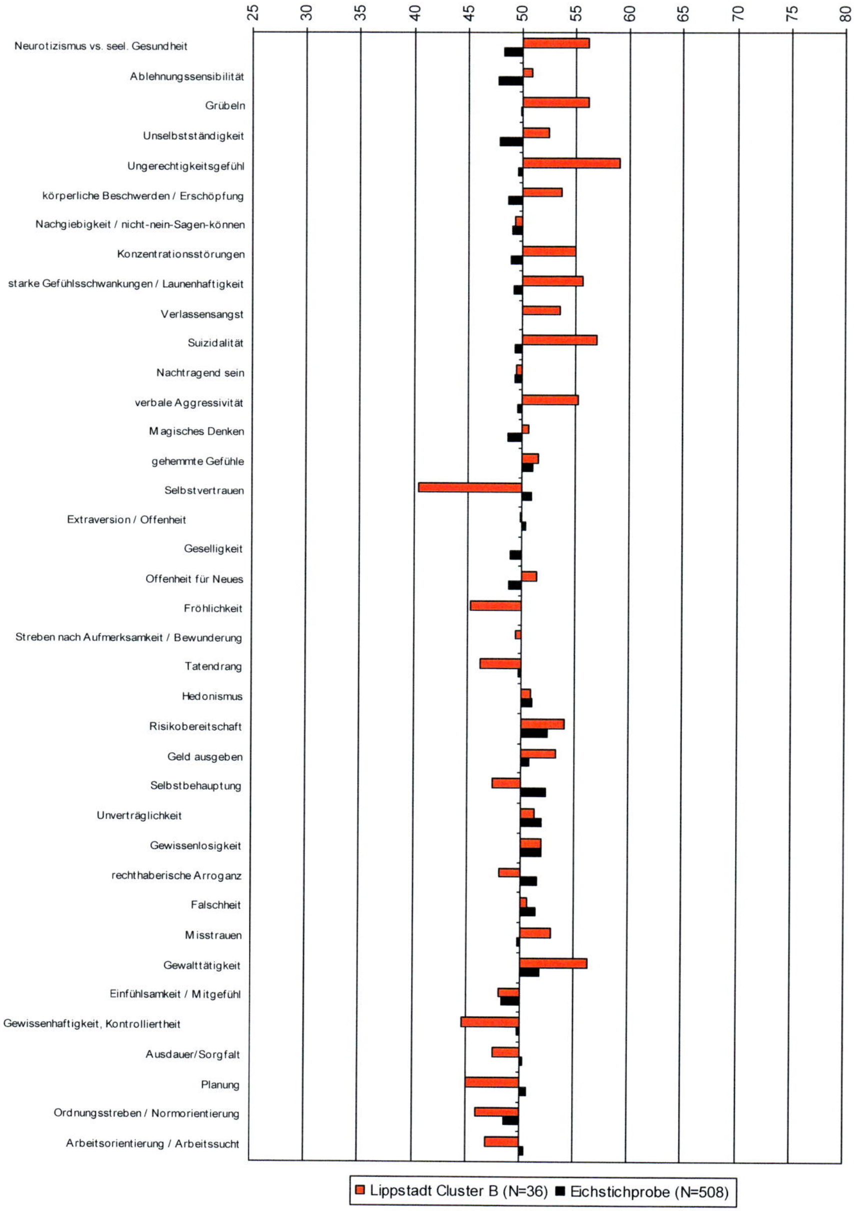

Abb. A6: Patienten der ‚Stichprobe Lippstadt' mit einer dem Cluster B zugeordneten Persönlichkeitsstörung im Vergleich zur Eichstichprobe

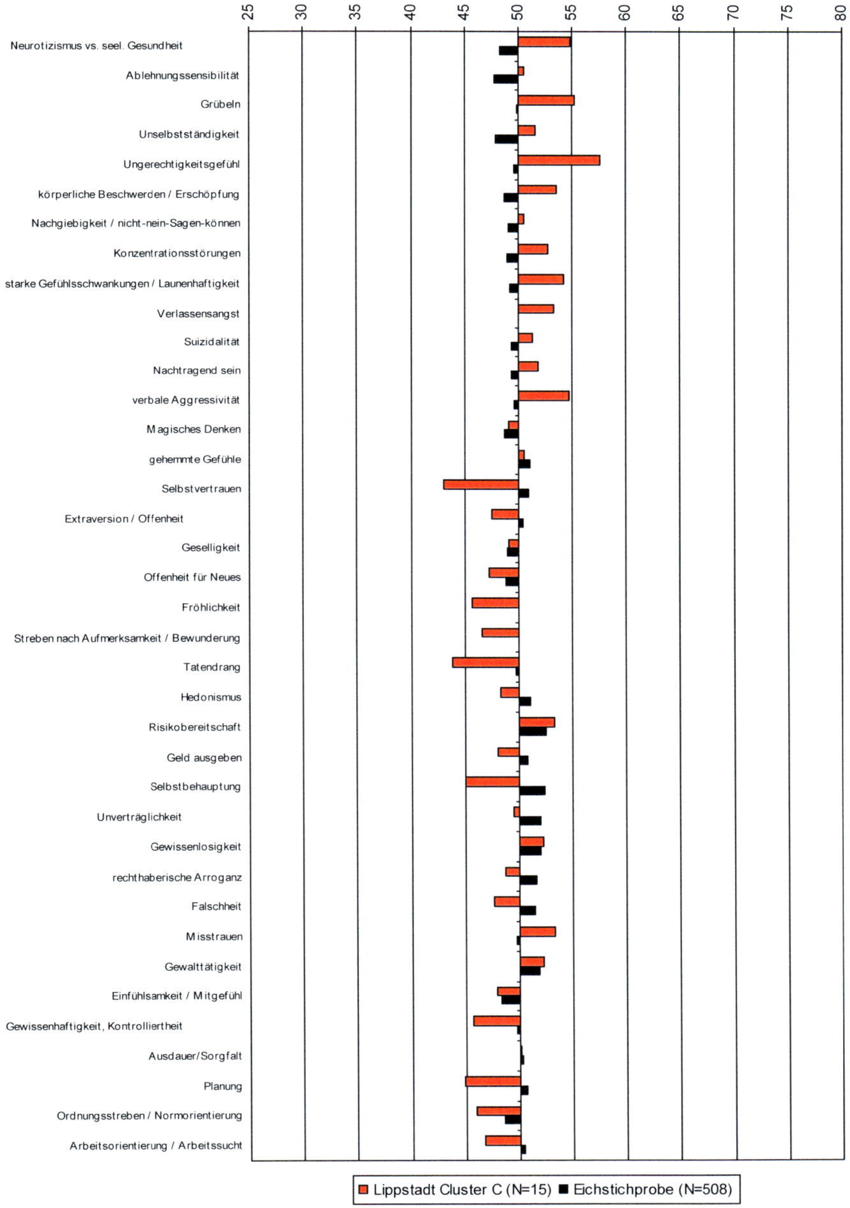

Abb. A7: Patienten der ‚Stichprobe Lippstadt' mit einer dem Cluster C zugeordneten Persönlichkeitsstörung im Vergleich zur Eichstichprobe

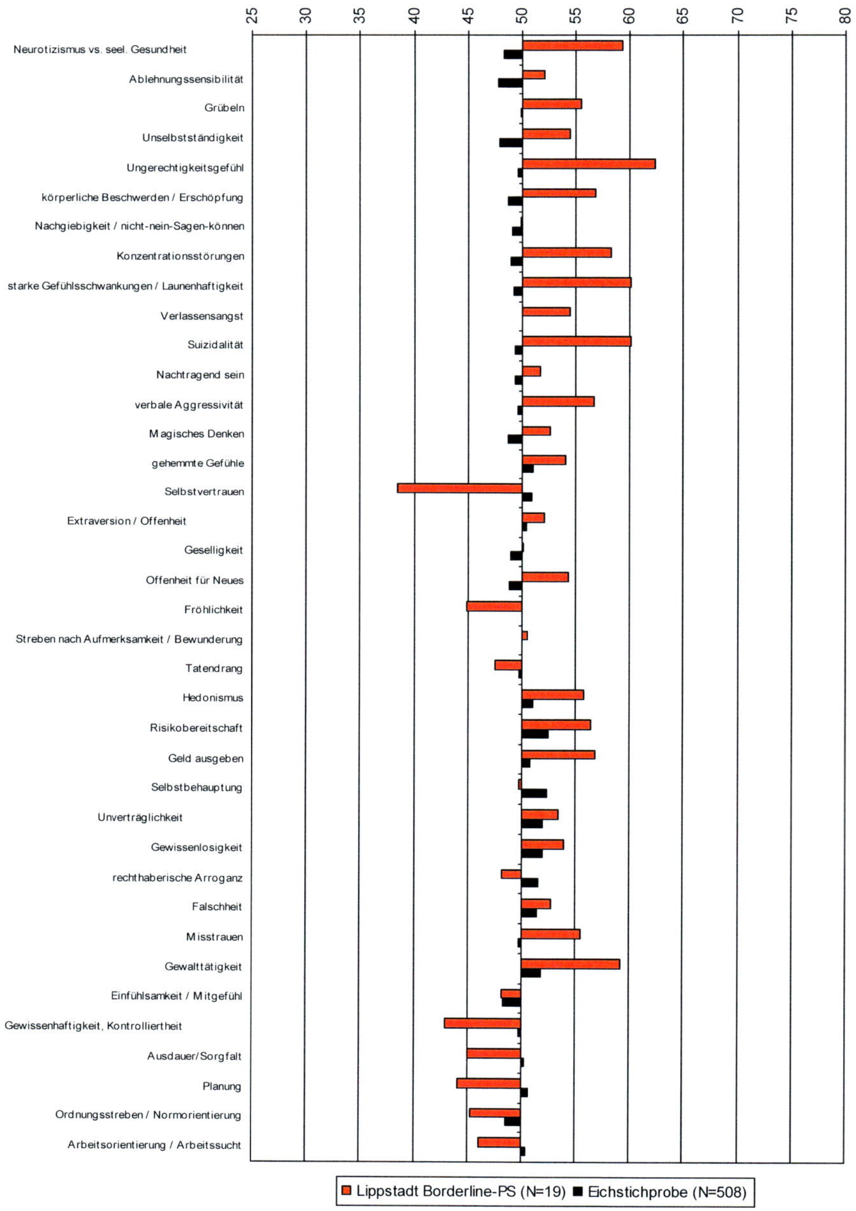

Abb. A8: Patienten der ‚Stichprobe Lippstadt' mit einer Borderline-Persönlichkeitsstörung im Vergleich zur Eichstichprobe

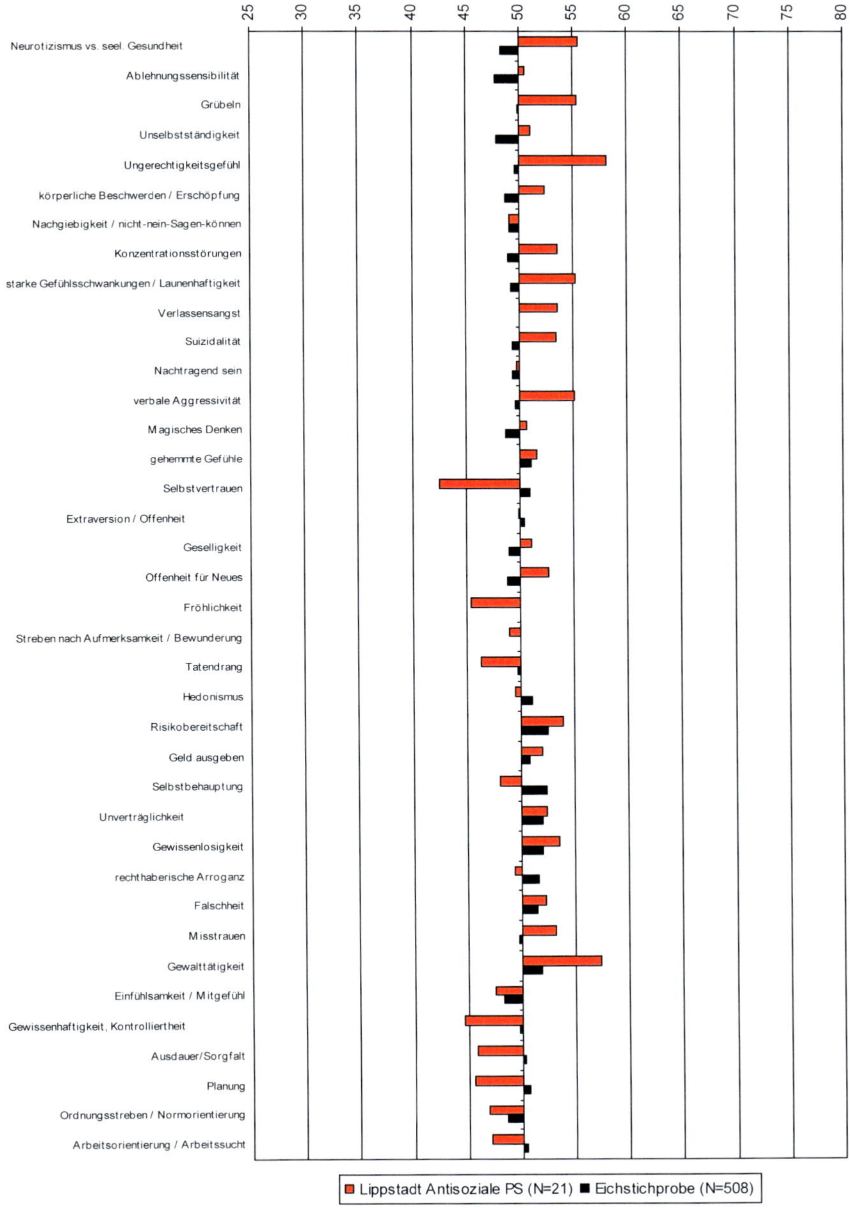

Abb. A9: Patienten der ‚Stichprobe Lippstadt' mit einer Antisozialen Persönlichkeitsstörung im Vergleich zur Eichstichprobe

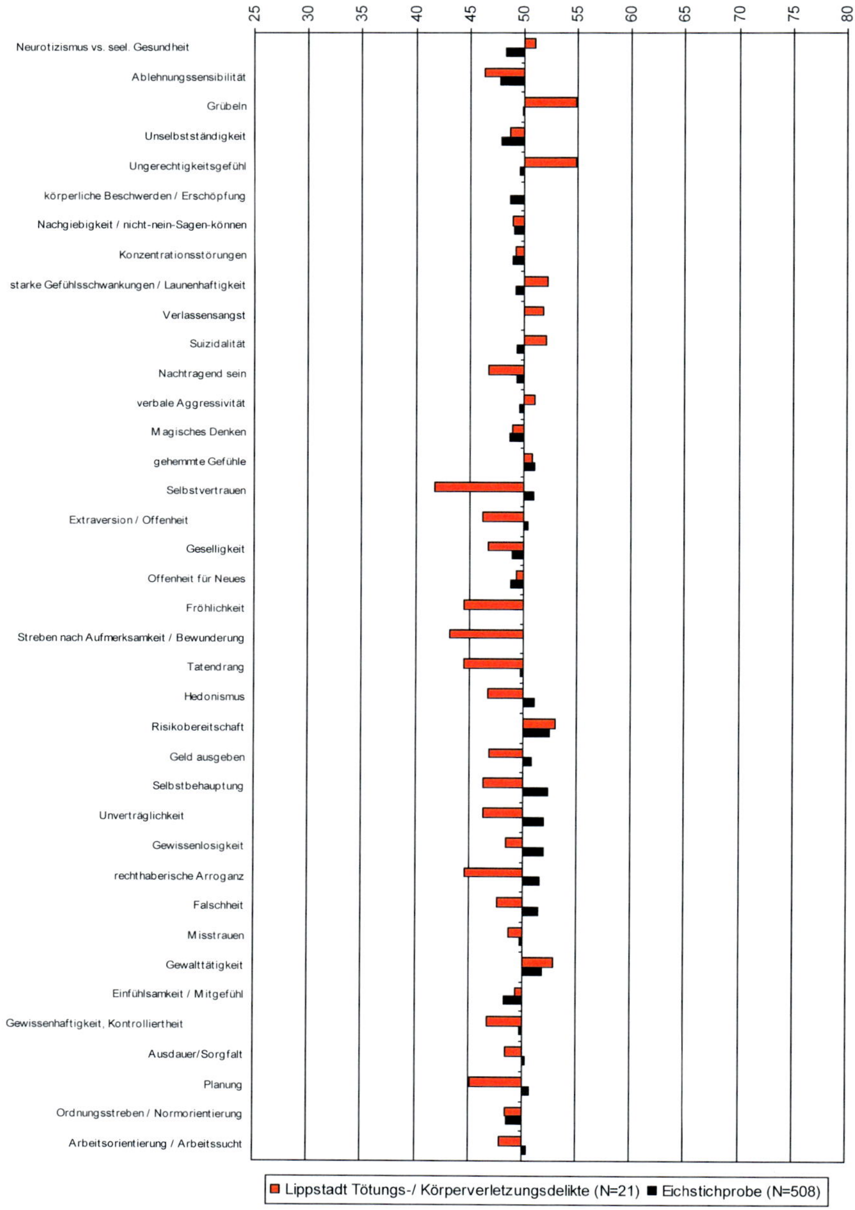

Abb. A10: Patienten der ‚Stichprobe Lippstadt' mit Tötungs- oder Körperverletzungsdelikt im Vergleich zur Eichstichprobe

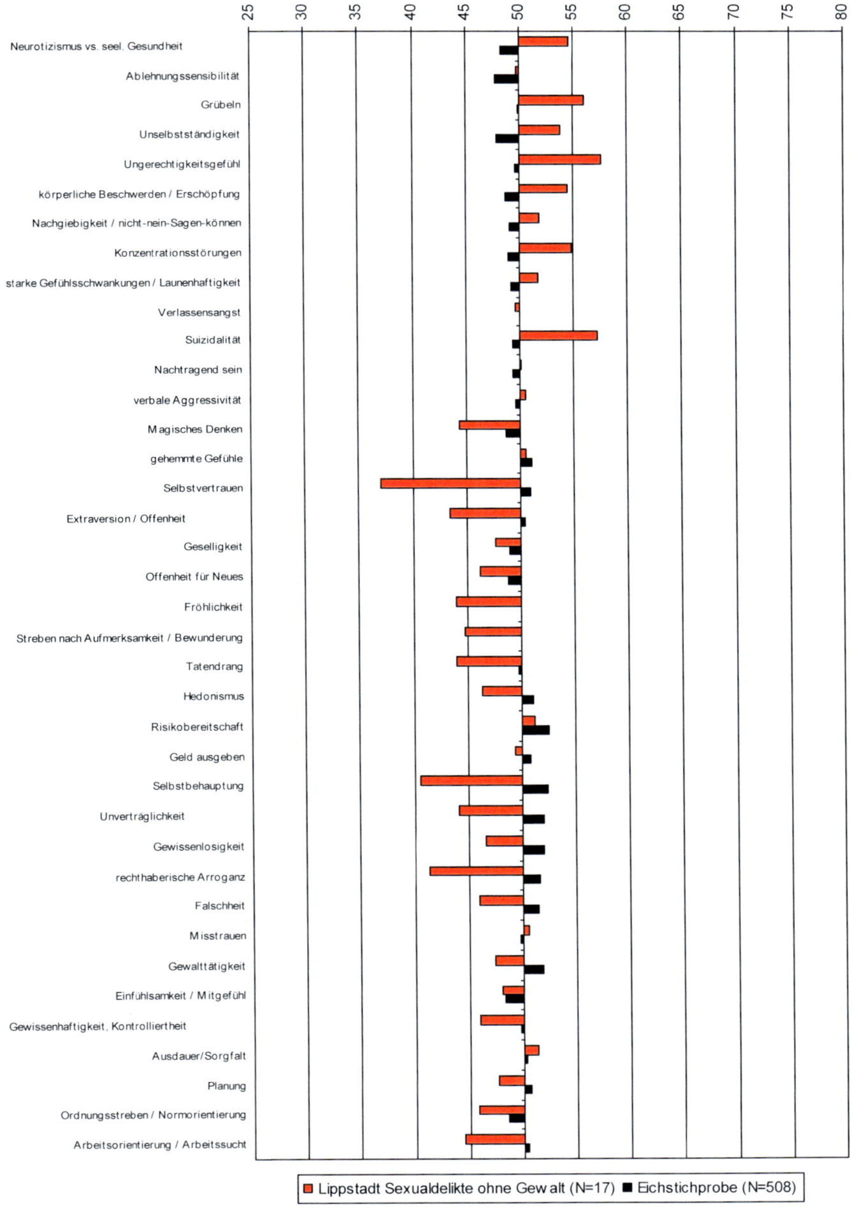

Abb. A11: Patienten der ‚Stichprobe Lippstadt' mit Sexualdelikten ohne Gewalt im Vergleich zur Eichstichprobe

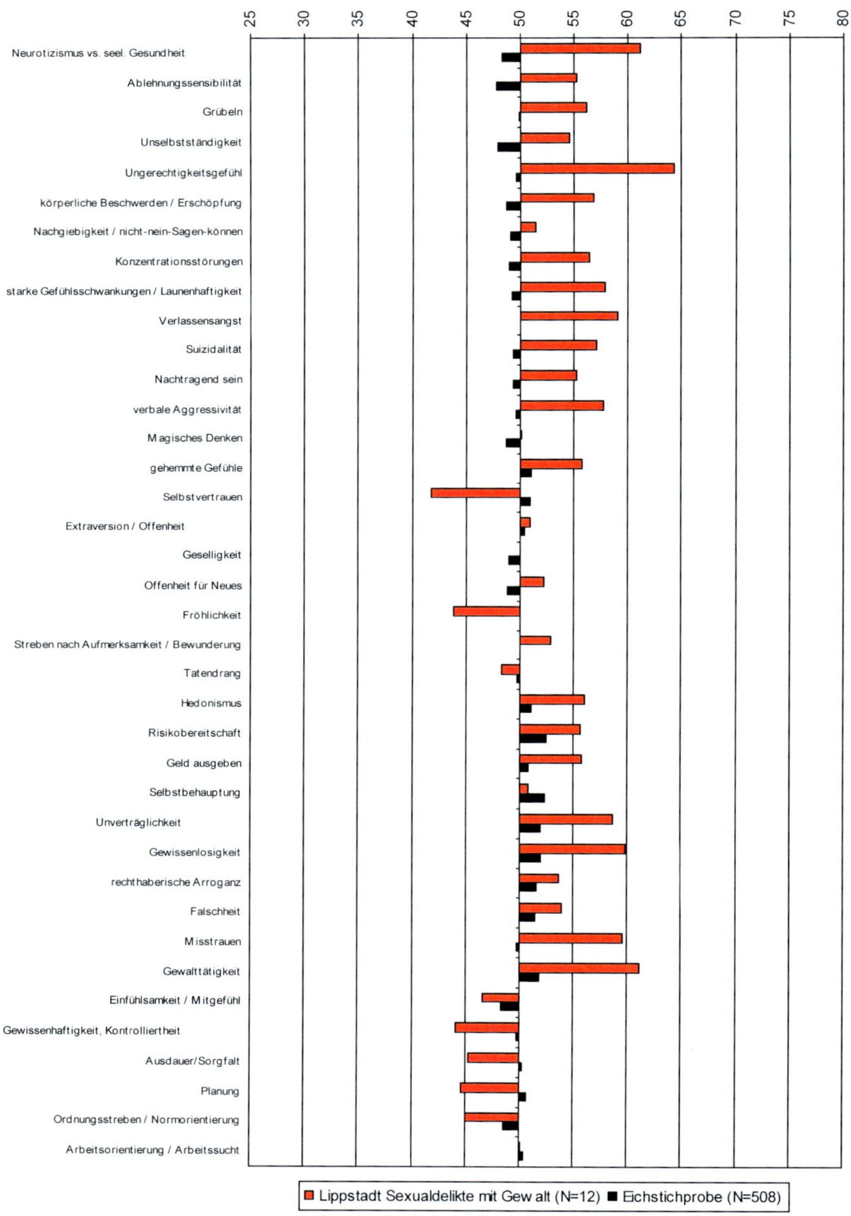

Abb. A12: Patienten der ‚Stichprobe Lippstadt' mit Sexualdelikten mit Gewalt im Vergleich zur Eichstichprobe

Danksagung

An dieser Stelle möchte ich mich bei allen bedanken, die mir bei der Erstellung und Durchführung der Dissertation hilfreich zur Seite gestanden haben.

Dem ärztlichen Direktor des Universitätsklinikums der RWTH Aachen, Prof. Dr. med. H. Saß, danke ich für sein Vertrauen und seine Unterstützung bei der Themenfindung und Durchführung dieser Dissertation.

Herrn Prof. Dr. Dipl.-Psych. D. Wälte, Direktor der Klinischen Psychologie und Persönlichkeitspsychologie an der Hochschule Niederrhein, danke ich für die gute Betreuung, seine Geduld sowie für seine konstruktive Kritik, die zur erfolgreichen Umsetzung dieser Dissertation beigetragen haben.

Ich danke Prof. Dr. med. Dr. rer. soc. F. Schneider, Direktor der Klinik für Psychiatrie und Psychotherapie, für die Möglichkeit Untersuchungen an der RWTH Aachen durchzuführen. Ebenso danke ich Dr.med. Nahlah Saimeh, ärztliche Direktorin des Westfälischen Zentrums für Forensische Psychiatrie in Lippstadt-Eickelborn, für die Erlaubnis einen Teil der Untersuchungen in Ihrer Klinik durchzuführen sowie für die Unterstützung bei damit einhergehenden Schwierigkeiten.

Ein großer Dank geht an die damaligen Patienten der Psychotherapiestation des Universitätsklinikums der RWTH Aachen und die Patienten der Abteilung III des Westfälischen Zentrums für Forensische Psychiatrie in Lippstadt-Eickelborn, die bereit waren an dieser Untersuchung teilzunehmen. Ebenso bedanke ich mich beim gesamten Team der Psychotherapiestation sowie dem Team der Abteilung III für die hilfsbereite und freundliche Unterstützung bei der Datenerhebung.

Den Mitarbeitern des Instituts für Medizinische Statistik der RWTH Aachen danke ich für die Beratung hinsichtlich der statistischen Auswertung.

Bei Herrn Prof. Dr. P. Becker, ehemaliger Professor für Psychologie an der Universität Trier, bedanke ich mich für die Einweisung in die Anwendung des TIPI.

Außerdem möchte ich Prof. Dr. phil. Dipl.-Psych. S. Gauggel, Direktor des Instituts für Medizinische Psychologie und Medizinische Soziologie der RWTH Aachen, für seine Bereitschaft danken, den Vorsitz in meinem Promotionsverfahren zu übernehmen.

Mein Dank gilt nicht zuletzt meiner Familie, insbesondere meinen Eltern und meinem Partner Ralf Schlosser für die liebevolle Unterstützung, Motivation und die aufmunternden Worte während des gesamten Zeitraums. Ohne Eure Hilfe wäre diese Dissertation nie möglich gewesen.

Erklärung § 5 Abs. 1 zur Datenaufbewahrung

Hiermit erkläre ich, dass die dieser Dissertation zu Grunde liegenden Originaldaten bei mir,

Eva Leygraf,
Goethestraße 8,
52064 Aachen,

hinterlegt sind.

Lebenslauf Eva Leygraf

Persönliches:

Geburtstag:	11.11.1980
Geburtsort:	Münster, Westfalen
Familienstand:	ledig

Beruflicher Werdegang:

06.2007 - 12.2007:	Stationsärztin der allgemein pädiatrischen Station des Städtischen Krankenhauses Düren
01.2008 – 11.2008	Stationsärztin der Neu- und Frühgeborenenstation des Städtischen Krankenhauses Düren
Seit 12.2008	Assistenzärztin für Kinder- und Jugendmedizin im St. Marien-Hospital gem. GmbH Düren-Birkesdorf

Studentischer Werdegang:

10.2000 - 08.2002:	Studium der Medizin an der Philipps - Universität Marburg
08.2002:	Physikum mit der Note sehr gut
10.2002:	Studienortwechsel an die RWTH - Aachen
08.2003:	1. Abschnitt der Ärztlichen Prüfung mit der Note gut
03.2006:	2. Abschnitt der Ärztlichen Prüfung mit der Note sehr gut
05.2007:	3. Abschnitt der Ärztlichen Prüfung mit der Note sehr gut

Schulischer Bildungsweg:

08.1991 - 06.2000:	Annette-von-Droste-Hülshoff-Gymnasium, Münster, Erwerb der allgemeinen Hochschulreife mit der Note 1,3
10.1997- 02.1998:	Aufenthalt in Prince George, Canada, im Rahmen eines Schüleraustausches
08.1987 - 06.1991:	Thomas-Morus Grundschule, Münster

FSC
www.fsc.org
MIX
Papier | Fördert gute Waldnutzung
FSC® C083411

Kolibri 360 GmbH
Ferdinand-Jühlke-Straße 7
99095 Erfurt, Deutschland
produktsicherheit@kolibri360.de